CONTRIBUTION A L'ÉTUDE

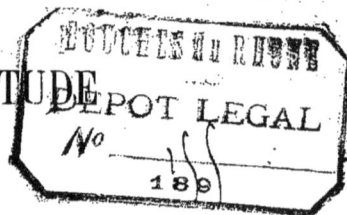

DES

ARTÈRES SÉNILES NORMALES

(ARTÉRIO-XÉROSE)

PAR

Louis LÉGER

DOCTEUR EN ·MÉDECINE

DOCTEUR ÈS-SCIENCES NATURELLES

CHEF DES TRAVAUX PRATIQUES D'HISTOIRE NATURELLE A LA FACULTÉ DES SCIENCES

DE MARSEILLE

MARSEILLE

TYPOGRAPHIE ET LITHOGRAPHIE BARTHELET ET Cie

Rue Venture, 19.

1895

CONTRIBUTION A L'ÉTUDE

DES

ARTÈRES SÉNILES NORMALES

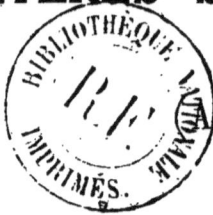

(ARTÉRIO-XÉROSE)

PAR

Louis LÉGER

DOCTEUR EN MÉDECINE

DOCTEUR ÈS-SCIENCES NATURELLES

CHEF DES TRAVAUX PRATIQUES D'HISTOIRE NATURELLE A LA FACULTÉ DES SCIENCES

DE MARSEILLE

MARSEILLE

TYPOGRAPHIE ET LITHOGRAPHIE BARTHELET ET Cie
Rue Venture, 19.

1895

A MON PÈRE ET A MA MÈRE

A

Monsieur le Docteur BOY-TEISSIER

MÉDECIN EN CHEF DES HOPITAUX DE MARSEILLE

MAITRE ESTIMÉ ET AMI DÉVOUÉ

A MON PRÉSIDENT DE THÈSE

Monsieur le Professeur GRASSET

CHEVALIER DE LA LÉGION D'HONNEUR

INTRODUCTION

De la lecture des travaux d'ailleurs assez rares sur la question par trop négligée de la sénilité, le fait le plus saillant qui se dégage, c'est l'unanimité des auteurs à faire du sénile, un malade.

Il est facile de constater qu'on s'est éloigné de plus en plus de la conception de la sénilité évolutionnelle formulée par l'auteur allemand Canstadt [1] et que la sénilité au point de vue général, dégagée de tout état pathologique, celle qui par conséquent est exprimée par cet auteur sous les mots *Involution sénile*, a été complètement laissée dans l'oubli.

Il devenait intéressant de rechercher si le sénile par évolution normale simple, dégagé de toute conception pathologique, était un type dont la démonstration anatomique fût possible, et si on pouvait décrire une véritable sénilité évolutionnelle.

C'est à la recherche des modifications anatomiques par lesquelles cet état peut se révéler dans le système artériel,

_____

(1) Canstadt, *Die Krankheiten des hoheren Alters.*

que nous consacrons ce travail, et nous allons nous efforcer d'établir quelles différences présente l'état anatomique de l'artère sénile, chez le vieillard qu'on pourrait considérer comme un sénile idéal, et chez le vieillard commun, celui que les travaux même les plus récents font encore regarder comme un type pathologique.

Cette question de la sénilité normale a été déjà nettement posée par le Dr Boy-Teissier dans ses *Leçons sur les maladies des vieillards* [1] ; il en a trouvé et fait connaître une première démonstration anatomique dans un travail intéressant d'un de ses internes le Dr Sesquès [2] qui, dans une étude approfondie du cœur sénile non pathologique, a montré l'évolution de la sénilité pure dans l'organe central de la circulation. Il nous a paru intéressant de continuer ces recherches de démonstration de la sénilité normale dans le système artériel, cette nouvelle série de recherches s'expliquant par l'importance accordée jusqu'ici aux altérations cardio-vasculaires, dans les états pathologiques du sénile commun. Nous avons étendu nos recherches à divers types de vertébrés dont nous avons pu nous procurer quelques sujets d'âge avancé et sur lesquels nous donnons quelques renseignements succincts qui, ainsi qu'on le verra, confirment les résultats obtenus chez l'homme.

Si nous examinons, sous quelles différentes modalités on

---

(1) Boy-Teissier, *Leçons sur les Maladies des vieillards*. O. Doin, 1894.
(2) Sesquès, *Contribution à l'étude du cœur sénile*. Th. Montpellier, 1894.

a envisagé jusqu'ici la question de la sénilité, nous constaterons qu'on a fait de l'artérite, sa lésion fondamentale, au point que, sénilité et artérite chronique sont souvent confondues dans le langage médical. En effet, tous les auteurs, dans ces vingt dernières années, pour étudier l'artérite chronique se sont presque exclusivement adressés à des séniles, et tous ceux qui ont fait une étude de la sénilité, se sont appuyés sur l'observation constante des lésions artérielles. Aussi, comme nous le disions plus haut, l'artérite est-elle devenue la *lésion* de la sénilité.

En contradiction avec ces idées, le Dr Boy-Teissier, dans son service des vieillards à l'Hôpital Sainte-Marguerite, a eu l'occasion d'observer un certain nombre de séniles, à l'autopsie desquels on constatait l'absence de toute manifestation pathologique artérielle, et nous avons eu nous-même l'occasion de faire avec lui plusieurs de ces observations. Elles ont été le point de départ des théories qu'il a développées dans son cours libre sur les maladies des vieillards et qu'on peut résumer ainsi :

L'auteur, partant de cette idée que la sénilité doit être envisagée comme une simple phase de la vie, phase de décroissance comme l'enfance est une phase d'accroissement, et l'âge adulte une période d'état, cherche dans la seule évolution histique, une explication biologique de la sénescence. Dès les premières phases de la vie, la différenciation cellulaire est presque nulle, aussi les énergies vitales sont-elles au maximum de leur intensité; mais bientôt la différenciation et la spécialisation apparaissent et dès ce moment la cellule perd en résistance ce qu'elle gagne en perfectionnement. L'inégalité de différenciation dans les tissus entraîne des différences dans les résistances et le tissu le moins différencié sera aussi celui chez lequel l'énergie vitale persistera le plus longtemps. La sénescence sera donc la période pendant laquelle les éléments hautement différenciés, mais doués d'une faible énergie vitale, verront leur coefficient de résistance s'affaiblir progressivement, tandis que les éléments moins différenciés continueront leur mouvement vital avec la même intensité, au point de se substituer aux premiers dans des proportions variables suivant l'âge. Le tissu conjonctif représentant l'élément le moins différencié, on le verra prendre une prédominance marquée et constituer une caractéristique primordiale de l'état sénile. Il en résultera, dans l'organisme, des changements de texture dans lesquels l'élément conjonctif prend une importance d'autant plus grande que l'involution sénile est plus avancée. C'est cette modification que le Dr Boy–Teissier a appelée la *Xérose* ([1]) cherchant à éviter par ce mot toute confusion avec le terme *Sclérose* jusqu'ici appliqué aux productions conjonctives d'ordre pathologique.

Avec cette prédominance de l'élément conjonctif, on observe une diminution proportionnelle des activités organiques, si bien que, en dernière analyse, le vieillard, au point de vue physiologique se trouve dans un état d'amoin-

([1]) De Ξηρός, dur.

drissement fonctionnel progressif. C'est évidemment cette déchéance évolutionnelle que nous considérons comme normale, qui a conduit les auteurs à assimiler le vieillard à un individu chez lequel un ralentissement de la nutrition était observé avec ses conséquences pathologiques. C'était là une confusion regrettable entre l'idée de régression normale envisagée au point de vue biologique et l'idée de ralentissement de la nutrition, toujours d'ordre pathologique, et le plus souvent localisé à une fonction de l'économie.

C'est d'après cette conception de la sénilité qui donne une si grande place à l'évolution normale de la sénescence, que nous avons fait porter nos recherches sur les modifications séniles des artères. Prouver qu'il existe une xérose artérielle, c'est apporter un nouvel argument en faveur de la théorie de la sénilité évolutionnelle dégagée de toute idée pathologique.

CONTRIBUTION A L'ÉTUDE

ARTÈRES SÉNILES NORMALES

CHAPITRE PREMIER

HISTORIQUE ET EXPOSÉ DE LA QUESTION

L'histoire clinique et anatomique des altérations qu'on rencontre dans le système artériel du veillard, ainsi que nous l'avons déjà dit plus haut, s'est toujours confondue avec l'étude de la sénilité ; et si, au cours de nos recherches historiques, nous rencontrons un certain nombre d'auteurs qui semblent s'être exclusivement occupés de la lésion artérielle sans se préoccuper de l'âge, il n'en est pas moins vrai que les plus anciens, comme les plus récents, ont formellement indiqué les rapports de cause à effet entre la maladie artérielle et la vieillesse.

La connaissance de l'artérite, qu'elle soit aiguë ou chronique, est de date relativement récente ; des travaux nombreux ont été accumulés sur ce sujet surtout dans notre siècle et dans ces vingt-cinq dernières années. Sans nous arrêter aux idées des anciens auteurs chez lesquels on se complait si volontiers à retrouver des indications plus ou moins réelles sur n'importe quel point du domaine médical, nous constatons que les premières observations ayant quelque précision remontent à 1737, époque à laquelle Crell et Haller (¹) signalèrent des modifications dans l'état normal des artères. Ces auteurs virent surtout une altération macroscopique et remarquèrent une induration généralisée des artères chez un grand nombre de vieillards ; ils établirent alors une relation étroite de cause à effet, presque une confusion entre la sénilité et la lésion artérielle chronique. Ils comparaient naïvement ce durcissement qui n'était pour eux qu'une simple transformation due à l'âge et non une altération, à la formation des écorces des vieux arbres. Après eux Monro (²) d'abord en 1742 puis Morgagni (³) ensuite, en 1764, revirent la modification artérielle de Crell et Haller et décrivirent surtout les lésions que l'on trouve dans les dernières périodes de l'artério-sclérose compliquée d'athérome, c'est-à-dire les dégénérescences graisseuses et calcaires telles qu'on les comprend de nos jours.

Après les recherches de Morgagni, vinrent en premier lieu, celles de Schmuck (⁴) (1793) qui abandonna un peu les opinions antérieures pour chercher si cette altération sénile des artères n'existait pas en dehors de la vieillesse. Il entrevit peut-être l'artérite aiguë et Sasse (⁵) qui reprit cette étude cinq ans après lui, retourna aux errements anciens, sans avoir autrement pu éclaircir cette question encore remplie d'obscurité.

(1) Crell, *De arteria coronaria instar ossis indurata obs. In Haller, disputat. ad morbor. hist.* t. II. Lausanne.

(2) Monro, *On the coats of the arteries, etc., In Edimburg médical essays,* t. II, 1742.

(3) Morgagni, *De sedibus et causis morborum,* 1764.

(4) Schmuck, *Diss. de vasorum sanguiferorum inflammatione.* Heidelberg, 1793.

(5) Sasse, *Diss. de vasorum sanguiferorum,* 1797.

Cependant J.-P. Franck (¹) dès 1792, avait remarqué au cours de nombreuses autopsies, que l'endartère était souvent rouge et tuméfiée sur le cadavre d'individus morts de certaines maladies fébriles ; pour lui, cette rougeur était l'indice de la phlegmasie artérielle. Du reste, au point de vue clinique, il ne sut pas interpréter la valeur de la lésion qu'il avait découverte, car il en fit la manifestation cellulaire de l'embarras gastrique. Cette idée reprise par Pinel (²) prit des proportions considérables et ce dernier voulut voir dans l'artérite, la caractéristique de la fièvre typhoïde peut-être, et sûrement celle de la synoque ! Il crut nécessaire de donner un nom à cette entité et la baptisa fièvre angioténique. Broussais lui-même hanté tout d'abord par sa grande conception nosographique de la gastro-entérite, ne s'attacha que vers la fin de sa vie, à soutenir contre Laennec, la théorie inflammatoire de la rougeur artérielle. De là, à entrevoir toute une pathogénie nouvelle de la fièvre en général et non pas de telle ou telle fièvre comme autrefois Pinel, il n'y avait qu'un pas. Bouillaud (³) le franchit et exposa cette pathogénie de la fièvre en même temps que son angiocardite. Mais un revirement subit survint, et Hogdson (⁴) sembla prendre à tâche de détruire pièce à pièce l'œuvre successivement édifiée par Pinel, Franck, Broussais et Bouillaud. Ramenant le fait primitif à ses véritables proportions, il fit voir que ces prétendues rougeurs, interprétées par Pinel comme de l'inflammation de l'endartère, étaient tout simplement des phénomènes d'extravasation et d'imbition cadavériques. L'opinion de Hogdson fut

---

(1) J. P. Franck, *De curandis hominum morbis epitome*, Manheim, 1792.

(2) Pinel, *Nosographie philosophique*, t. I, Paris 1813.

(3) Bouillaud, *Traité des fièvres dites essentielles*, Paris 1826.

(4) Hogdson, *Essay on Diseases of the arteries and Veins*, 1811.

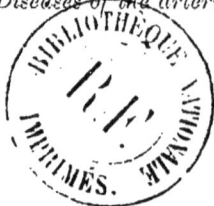

2

bientôt étayée de celle de Laennec (¹) qui étudia avec beaucoup de soin, la question de l'imbibition cadavérique ; les
résultats auxquels il était arrivé par théorie et par déduction,
furent confirmés quelque temps après par les expériences
ingénieuses de Rigot et Trousseau (²) sur les diverses
variétés d'altérations artérielles produites sur le cadavre.
C'est assez dire que les opinions de Franck, Pinel, Broussais
et Bouillaud ne purent jamais se relever du discrédit qui
venait de les atteindre. Bientôt, l'attention des médecins fut
fixée par l'interprétation de quelques observations de gangrène et d'escharres séniles que quelques-uns rapportaient
déjà à l'ossification des artères ; d'autres, beaucoup plus
nombreux, n'admettaient pas cette explication et, avec un
disciple de Broussais, Roche (³), soutenu par le grand nom
de Dupuytren (⁴) et par son école, ne voulurent voir dans
la gangrène, que le résultat d'une oblitération artérielle due
elle-même à l'artérite ; l'une, compagne obligée de l'autre.
Cette doctrine de la thrombose et de l'embolie artéritiques
survécut longtemps, et, c'est seulement de nos jours que
Cornil et Ranvier chez nous, Virchow en Allemagne, y
apportèrent quelques modifications.

En somme, au moment où apparaissent les premiers travaux de Cornil et Ranvier, les esprits étaient partagés entre
deux opinions : les uns ne voulaient voir dans les lésions
artérielles, avec Broussais et Bouillaud, qu'une inflammation ; les autres, avec Laennec et Andral, n'y voyaient
qu'une dégénérescence, une nécrose. Cornil et Ranvier

(1) Laennec, *Traité de l'auscultation médiate*, t. III, 1835.
(2) Rigot et Trousseau, *Recherches nécrologiques sur quelques altérations que subissent après la mort les vaisseaux sanguins*. Arch. gén. de
Méd., t. XII.
(3) Roche, *C. R. de l'Ac. de Méd. In Arch. gén. de Méd.*, t. XXII.
(4) Dupuytren, *Gaz. Méd.*, Paris 1832.

vinrent mettre l'accord en admettant que la lésion de l'artérite est toujours au début dégénérative, et plus tard, inflammatoire. On trouve, en effet, d'après eux, dans les couches
profondes de l'endartère, au début de la maladie, une sorte
de nécrobiose commençant d'abord par l'envahissement des
cellules par des granulations graisseuses ; c'est l'*athérome*.

« Sur des coupes perpendiculaires à la surface du vaisseau
« comprenant le foyer athéromateux et ses bords, on cons-
« tate que le fond de l'athérome est constitué pas les couches
« les plus profondes de la tunique interne et présente les
« modifications de l'endartérite avec transformation grais-
« seuse. Les couches les plus superficielles de la tunique
« muqueuse présentent elles-mêmes les modifications de la
« dégénérescence graisseuse primitive.

« Sur les bords de l'athérome, les parties renflées mon-
« trent des foyers athéromateux microscopiques disposés
« dans une substance vaguement fibrillaire, réfringente ;
« en s'éloignant du foyer, on trouve des noyaux qui se
« colorent par le carmin et qui sont entourés de granula-
« tions graisseuses. » (Cornil et Ranvier, Manuel d'Histologie Pathologique).

Ces lésions de dégénérescence entraînent avec elles, des
lésions inflammatoires ; en effet, il se produit autour des
points dégénérés, par un processus irritatif facile à com-
prendre, une hyperplasie des cellules connectives les plus
voisines. Ces éléments néoformés se constituent en trame
fibreuse et lamellaire.

On peut donc traduire schématiquement la manière de
voir de Cornil et Ranvier, de la façon suivante : Première
phase, dégénérative, caractérisée par le dépôt de granulations graisseuses ; Deuxième phase, inflammatoire, les
produits de dégénération jouant le rôle d'épines, point de
départ de l'inflammation.

Bientôt après, un des élèves de M. Ranvier, H. Martin (¹), étudiant avec grand soin ces deux stades de l'artérite chronique, crut devoir en donner une autre interprétation. Il remarqua, en effet, combien dans ces plaques athéromateuses décrites par Cornil et Ranvier, on trouvait peu de granulations graisseuses, alors que, déjà, la tunique interne était le siège d'une hyperplasie conjonctive considérable. Il fut ainsi amené à penser, que les stades actif et passif n'étaient pas successifs, mais qu'ils représentaient deux états simultanés et n'ayant l'un avec l'autre aucun rapport chronologique. Il constata, en outre, des lésions dans les vaisseaux nourriciers des artères malades, lésions qui lui servirent à expliquer l'athérome, par une artériolite suivie de troubles trophiques se traduisant par la dégénérescence graisseuse de l'endartère.

« C'est par la face profonde de la tunique externe que
« pénétrent les artérioles nourricières de la paroi du vais-
« seau. Or, si on examine attentivement toutes ces fines
« artères qui cheminent en tous sens dans un tissu
« conjonctif d'ailleurs normal, on les trouve généralement
« saines, à l'exception de celles qui correspondent au foyer
« athéromateux. A ce niveau, l'artériole nourricière de la
« région dégénérée, présente, surtout lorsqu'elle a été
« sectionnée bien perpendiculairement à son grand axe,
« une belle endartérite proliférative, qui, dans le cas où le
« foyer athéromateux est réduit à l'état de caverne, oblitère
« presque entièrement la lumière du vaisseau, de façon à
« rendre à peu près impossible la circulation sanguine à ce
« niveau. C'est là une lésion qui ne fait jamais défaut, mais
« elle est quelquefois difficile à constater, et il est bon d'être
« prévenu afin de ne point la laisser passer inaperçue. »

(1) H. Martin. *Revue de Médecine*, 1881.

Ce qui étonne, tout d'abord, dans cette théorie de H. Martin, c'est qu'une lésion dystrophique comme la sclérose, puisse s'accompagner d'une hyperplasie du tissu conjonctif. Pour expliquer ce fait, H. Martin invoque la stase sanguine et lymphatique due au rétrécissement ou à l'oblitération de la lumière des vaisseaux ; il pense, en outre, que pour la production de ces éléments conjonctifs, il est nécessaire de peu de fluide nourricier.

Cette notion nouvelle, apportée par H. Martin, est d'une grande importance, car non-seulement elle permet d'expliquer la formation de la plaque athéromateuse, mais encore elle fait saisir la relation étroite qui relie l'athérome à l'artério-sclérose, celle-ci créant celle-là.

Déjà, dix ans avant les recherches de H. Martin, Lancereaux avait remarqué un rapport de cause à effet entre l'atrophie rénale et une lésion des petites artères du rein qui ressemblait fort à une endartérite proliférante. Cette découverte n'eut pas en France, le retentissement qu'elle méritait, et un an après, en 1872, parut le fameux mémoire de Gull et Sutton [1] sur une maladie générale qu'ils appelaient l'artério-capillary fibrosis et qui est devenue chez nous, l'artério-sclérose.

Ils décrivirent ainsi ce qu'avait déjà vu Lancereaux, et l'artério-capillary fibrosis trouva un grand nombre de partisans. Nous retrouverons plus tard et expliquerons avec plus de détails, ce qu'est cette lésion. Huchard [2], dans ses études sur l'artério-sclérose, se rangea aussi à l'opinion de Martin. L'artérite des petits vaisseaux viscéraux, des vasa-vasorum, c'est l'artério-sclérose capable d'amener à son tour

(1) Gull et Sutton, *Médico-Chirurgical-Transaction*, 1872.
(2) Huchard, *Artérites chroniques et Artério-sclérose*, Gaz. hebd. méd. et Chir., 1892.

la sclérose viscérale aussi bien que la sclérose artérielle suivie de ses dégénérescences qui constituent l'athérome : « C'est là, dit-il, tout le secret des scléroses vasculaires et « viscérales. Pour les premières, l'endartérite oblitérante « des vaisseaux nourriciers, l'endovascularite, phénomène « primitif, détermine la modification des couches les plus « profondes de la tunique interne du vaisseau artériel, à « l'extrémité même et le plus loin possible du centre vascu- « laire, là où la nutrition est la plus imparfaite. Pour les « secondes, l'endartériolite ou inflammation des vasa- « vasorum, détermine la dégénérescence scléreuse des « petites artères et, sous l'influence de l'irritation lente « causée par les parties mortifiées, les artères et artérioles « s'enflammant, deviennent le siège d'endartérites plus ou « moins prolifératives et oblitérantes qui produisent à leur « tour sur les viscères qu'elles sont chargées de nourrir, « les mêmes phénomènes de nécrobiose et d'hyperplasie « conjonctive dont leurs parois ont été primitivement « envahies. »

Huchard accepte donc cette opinion, que dans la première phase de l'artérite chronique, on trouve un stade nécro- biotique par endovascularite, et une seconde phase dans laquelle cette épine de dégénérescence crée la vraie inflamma- mation artérielle ; il admet en outre, la possibilité d'une artérite primitivement inflammatoire, dans laquelle la phlogose est d'abord localisée dans la périartère.

Comme on le voit, arrivée à cette période de son évolu- tion, la question qui nous occupe appartient presque complétement à l'école anatomo-pathologique. Cependant, les cliniciens n'avaient pas été sans s'intéresser à ces récentes recherches et avaient accepté, au moins dans leurs lignes générales, des lésions diverses des artères. Le professeur Augustin Fabre, le savant clinicien de notre

école, avait longuement étudié les états cliniques justi-
ciables de l'artérite et en avait signalé les nombreuses et
multiples manifestations qui en font, disait-il, « un véritable
protée. »

Peter, de son côté, dans ses leçons cliniques en 1880,
montra de quelle façon se manifestait l'artério-sclérose au
lit du malade, et, cette artérite bien constatée, voici comment il en interprétait l'étiologie et la pathogénie : Pour
lui, l'endartère possède au point de vue histologique ce
qu'il appelle un minimum d'organisation. Il explique cette
texture peu complexe de l'endartère en montrant que son
rôle physiologique est presque nul et consiste en des fonctions purement physiques. Par déduction, il en arrive à
conclure que l'endartère n'ayant qu'un minimum d'organisation et, par suite, de vitalité, ses lésions aussi sont
d'ordre physique. « Le rôle physique de l'endartère est de
« faciliter le glissement du sang à frottement doux ;
« c'est le rôle d'un vernis, rôle passif et inerte, réalisé par
« la texture même de la membrane. »

L'endartère ne saurait donc s'enflammer comme une
séreuse, tout au plus pourrait-elle le faire à la manière d'une
cornée transparente. « L'histoire pathogénique de l'endartérite, dit Peter, se résume suivant moi en ces trois mots :
choc, fatigue, usure. » On comprend facilement ce que Peter
entend par ces trois mots ; les fonctions physiques de
l'endartère impliquent forcément l'usure et il induit de
cette loi d'usure, la loi des diamètres qui est la suivante :
La fréquence et la gravité des lésions de l'endartère sont
proportionnelles au calibre des artères, car il est évident
que là où le liquide en circulation est animé de la plus
grande quantité de mouvement, là où il est en plus grande
masse et doué d'une plus grande vitesse d'impulsion, c'est-
à-dire dans les artères les plus grosses et les plus voisines

du cœur, là, se trouveront réunies les conditions de frottement, de fatigue et d'usure. La loi des courbures suit tout
naturellement celle des diamètres, car c'est au niveau des
courbures artérielles, là où l'artère change de direction,
que le frottement de l'ondée sanguine produit un véritable
choc et, partant, que le trauma est à son maximum.

« D'un autre côté, le choc et l'usure sont encore très
« grands aux points où l'ondée vient se briser en s'y divi-
« sant, au niveau par conséquent de l'embouchure d'une
« branche artérielle quelconque : là, se trouve une saillie,
« un éperon de bifurcation contre lequel les molécules
« sanguines en mouvement frappent et dévient à la façon
« de l'eau d'une rivière contre la pile de l'arche d'un pont.
« Il y a là, choc sur l'angle de l'éperon et pression
« excentrique sur les deux points opposés de la paroi
« voisine. Ainsi encore les lésions artérielles sont fréquentes
« et considérables au niveau des divisions des artères, des
« éperons d'embouchure. C'est ce que j'appelle la loi des
« angles et des éperons. Enfin, indépendamment des causes
« fondamentales des lésions artérielles, dérivant de l'action
« de l'ondée sanguine ou causes intrinsèques des lésions, il
« en est une autre, extrinsèque, résultant des tiraillements
« ou des chocs subis extérieurement par l'artère, par
« exemple au niveau d'une articulation où les mouvements
« sont fréquents, puissants et étendus ; telle est l'articula-
« tion du genou ; c'est ce qu'on peut appeler la loi des vio-
« lences extérieures. »

Cette théorie de Peter est d'ailleurs en concordance avec
les observations de quelques auteurs qui avaient remarqué
que certaines artères étaient atteintes plus fréquemment
que d'autres. Lobstein ([1]) d'abord, Rokitansky ([2]) ensuite,

(1) Lobstein, *Anat. Path.*, T. II.
(2) Rokitansky, *Ueber einige der Vichtigsten Krankheiten der Artérien.*

avaient cherché quelle était la fréquence des lésions scléreuses pour chaque artère; ils avaient même dressé, chacun
de leur côté, des tableaux où cette fréquence était notée.
Si on les examine comparativement, on est frappé de leur
remarquable similitude et on constate en outre qu'ils sont
d'accord avec les lois dressées plus tard par Peter. Cependant, les théories de cet auteur n'expliquaient pas ce fait de
constatation quotidienne, que les lésions artérielles ne se
produisent pas toujours forcément à tous les points fixés
par ses lois. Peter y répondit en faisant intervenir la notion
du *locus minoris resistentiæ* qui d'ailleurs restait sans
explication. C'est alors que Giovanni rechercha la nature du
locus minoris resistentiæ, dans l'intervention probable du
système nerveux, et se livra à des expériences intéressantes
à ce sujet. Sur des chiens auxquels il sectionna le grand
sympathique, il constata plus tard, à la nécropsie, une
grande quantité de plaques jaunâtres athéromateuses.
Il rapporte aussi le cas d'une femme qui souffrait depuis
longtemps de troubles névralgiques dans le territoire du
facial droit, et chez laquelle à l'autopsie, on trouva une
sclérose complète de l'artère temporale du même côté.
Après Giovanni, Botkin chercha aussi les rapports qui peu-
vent exister entre les lésions du myélencéphale et les loca-
lisations de l'artério-sclérose; il constata en 1875, que chez
les individus porteurs d'une lésion intéressant un seul
hémisphère cérébral, on trouvait une hémi-artério-sclérose
généralisée, et portant sur la moitié du corps opposée à
l'hémisphère cérébral lésé. Huchard a, du reste, cité depuis,
bien des cas semblables ; chez un de ses malades, atteint
depuis plusieurs années de névralgie brachiale « toutes les
« artères du bras et de l'avant-bras du côté gauche, siège
« des douleurs névralgiques, étaient devenues dures,
« flexueuses et très athéromateuses, tandis que celles de

« droite avaient gardé leurs caractères normaux. » On
voit donc, d'après ces expériences et ces observations,
combien paraît probable le rôle des vaso-moteurs dans la
production des troubles des artères. Crocq fils (¹) (de
Bruxelles) se demande alors « si cette moindre résistance
« du système artériel ne pourrait, chez certains individus,
« être la conséquence d'une faiblesse particulière du sys-
« tème vaso-moteur. » Cette hypothèse, d'après ce même
auteur, « expliquerait comment l'artério-sclérose fait partie
« du cortège des maladies diathésiques qui doivent être
« toutes rapportées à un trouble du système nerveux. »

Nous venons d'exposer rapidement les opinions succes-
sives des auteurs qui se sont occupés de l'artérite chronique ; Huchard a proposé l'expression d'*angio-sclérose* pour
désigner l'ensemble des lésions scléreuses des vaisseaux
qu'ils soient artériels ou veineux. L'angio-sclérose forme
donc un tout dont les diverses parties comprennent *l'artério-sclérose* et la *cardio-sclérose ;* on y a ajouté, depuis
1887, avec les documents accumulés par Thoma, Dorat,
Sack, Menhert, Bergmann, la *phlébo-sclérose* ou sclérose
des veines. Peut-être verrons-nous bientôt naître une
lympho-sclérose, lésion qui n'est point improbable et qui
viendrait ainsi compléter la triade angio-sclérose.

Chacun de ces états pathologiques est caractérisé par un
mélange d'inflammation et de nécrobiose, se traduisant par
l'hyperplasie du tissu conjonctif et par la disparition des
éléments nobles du vaisseau : c'est là la sclérose pure. Dans
une période plus avancée du processus, apparaissent les
dégénérescences graisseuses et leurs complications : c'est
l'athérome. Cette distinction a son importance et il faut se
souvenir que l'athérome reste localisé aux artères assez

(1) Crocq fils, *Gaz. hebd. de Méd. et de Chir.*, 1892.

grosses et aux gros troncs artériels, tandis que l'artério-sclérose intéresse les petites artères et les artérioles. Au point de vue clinique, cette dernière se manifeste par les *méiopragies*.

Si nous insistons ainsi sur ces distinctions, c'est qu'il est fréquent d'entendre dire d'un malade : c'est un athéro-mateux, alors qu'il ne présente encore que des manifestations d'artério-sclérose. On voit donc, par cet exposé historique, comment l'artérite chronique est devenue peu à peu, la lésion à étiologie complexe bien connue aujourd'hui. Enfin, nous devons ajouter que les auteurs, si divergents d'opinion qu'ils soient sur bien des points de pathogénie, admettent tous, en dehors d'une foule de facteurs variables, l'influence de la vieillesse. C'est ainsi que Demange a pu dire, que sur cinq cents autopsies, il n'a jamais rencontré un seul cas où l'athérome ait fait complètement défaut ; mais, comme le fait remarquer avec juste raison, André Petit, dans le *Traité de Médecine*, cela est vrai à condition d'entendre le terme athérome dans son sens le plus large, c'est-à-dire dans celui d'artério-sclérose. Tous les auteurs ont donc vu dans la vieillesse, la lésion artérielle, et ils ont fait de l'artérite chronique, la caractéristique anatomique de la sénilité ; c'est donc, par cela même, regarder la vieillesse comme une véritable maladie, puisqu'ils n'ont pas cru devoir considérer cette phase de la vie, en dehors d'un état pathologique dont il décrivent avec complaisance, la lésion.

En opposition avec les idées exclusives qui se dégagent de l'étude bibliographique que nous venons de faire, et qui considèrent la sénilité comme constamment pathologique, le docteur Boy-Teissier pense, à juste titre, qu'on doit au préalable, fixer les caractères de la sénilité normale évolutionnelle, répondant à un type rare sans doute à l'état pur, mais qu'il est au moins nécessaire de rechercher et de connaître, puisque c'est sur lui que vont se manifester les nombreux états pathologiques qui viennent si souvent se surajouter à la déchéance d'un organisme qui s'amoindrit de jour en jour.

Il a été ainsi amené à émettre la théorie de la sénilité normale que nous avons exposée plus haut dans ses grandes lignes, et dont son interne, le docteur Sesqués, a donné une première confirmation anatomique dans son étude sur le cœur sénile normal ; nous avons voulu à notre tour, rechercher les caractères de cette sénilité normale dans le système artériel, et ce sont ces recherches que nous allons maintenant exposer.

CHAPITRE II

___

ÉTUDE HISTOLOGIQUE DES ARTÈRES SÉNILES

Pour étudier avec fruit les modifications apportées par la sénilité dans la structure du système artériel, nous avons cru nécessaire d'examiner comparativement ce système chez des vieillards de différents âges, en prenant comme terme de comparaison les artères d'un individu jeune, sans aucune tare pathologique susceptible de retentir d'une façon quelconque sur l'appareil circulatoire.

A cet effet, les coupes que nous avons utilisées pour nos recherches ont été pratiquées :

Sur les artères d'*individus jeunes*, de dix-huit à vingt-cinq ans, qui nous donnent la structure typique normale dans laquelle tous les éléments constitutifs, ayant atteint leur complet développement, sont représentés; c'est le type adulte normal. On sait, en effet, que certains éléments histologiques, tels que ceux qui constituent les couches profondes de l'endartère dans les gros vaisseaux du type élastique, n'apparaissent et ne sont complètement formés que vers la dix-huitième ou la vingtième année chez l'homme.

Sur les artères de *séniles normaux* d'âges différents et progressivement croissants, se rapprochant autant que possible du sénile idéal de Boy–Teissier, vieillards atteignant parfois un âge très avancé sans qu'aucune des lésions si caractéristiques de l'artério-sclérose ne soit appréciable chez eux ; individus, par conséquent, dont le cycle évolutif n'a jamais été entravé par aucune maladie infectieuse pouvant laisser des traces sur le système artériel, constituant l'exception, il est vrai, mais enfin qu'il nous faut bien reconnaître comme représentant le véritable type de la sénilité, celui chez lequel nous devons étudier, avec les plus grandes chances de nous approcher de la vérité, la structure du tissu sénile normal ainsi dégagé de toute autre cause modificatrice.

Mais, on ne saurait trop le répéter, de tels vieillards sont rares et pour un individu qui atteint, par exemple, quatre-vingts ans sans présenter de traces manifestes d'altérations pathologiques, combien d'autres qui montrent des lésions artérielles souvent extrêmement avancées, bien avant d'avoir atteint cet âge.

Aussi, nous a-t-il paru nécessaire d'étudier concurremment le système artériel du vieillard commun, le *vieillard artério-scléreux*, afin d'examiner comparativement la lésion pathologique à côté de la modification évolutionnelle et d'essayer de nous rendre compte des résultats de ce processus sur l'organisation histologique des vaisseaux.

En dernier lieu, pour contrôler les résultats obtenus chez l'homme, nous avons examiné divers points de l'arbre artériel chez différents animaux jeunes et vieux. Parmi les mammifères, le chien et le chat dont la vie domestique permet d'être fixé sur la durée de leur existence, ont fait l'objet de cette étude ; poursuivant nos investigations, dans le même ordre d'idées, chez les vertébrés inférieurs, nous avons étudié le bulbe aortique et ses vaisseaux nourriciers chez quelques poissons dont la taille énorme attestait, sans aucun doute, un âge très avancé.

Au point de vue de leur structure, les artères, comme on le sait, ont été groupées suivant trois types distincts : l'artériole, l'artère à type musculaire et l'artère à type élastique ; nous avons étudié les modifications de structure de ces trois types dans chacun des sujets considérés. Or, comme la structure de l'artère est d'autant plus simple que celle-ci est plus petite, nous avons pensé qu'il était logique, comme dans les descriptions classiques des artères en histologie, de commencer l'étude des modifications séniles par les petites artérioles dont l'organisation élémentaire nous permettra de saisir plus facilement les changements survenus dans leur constitution. Dans ce groupe, nos observations ont porté sur les artérioles nourricières des parenchymes, telles que celles du myocarde, puis celles du foie et du rein où l'on rencontre des vaisseaux de tous les calibres, depuis le capillaire jusqu'aux artères à type franchement musculaire. Ces dernières ont été plus particulièrement étudiées dans les radiales, coronaires et pédieuses. Enfin, l'aorte a été choisie parmi les artères du type élastique, tant à cause de son importance, qu'en raison de la complexité des couches qui la constituent.

Technique histologique. — Les artères ont été étudiées au moyen de coupes longitudinales et transversales ; les premières, utilisées ordinairement pour se rendre compte de la structure histologique, les secondes nous ayant paru souvent préférables pour étudier la répartition topographique des lésions pathologiques ou des modifications séniles.

La technique que nous avons employée est des plus simples

et ne présente rien de particulier. Pour les grosses artères, nous avons ainsi procédé : tension préalable sur un liége, la direction étant soigneusement notée ; fixation par les vapeurs d'acide osmique et durcissement par la gomme et l'alcool. Les coupes sont ensuite reçues dans l'eau et colorées au picro-carmin ou à l'éosine et l'hématoxyline, puis lavées, éclaircies et montées dans le baume. Pour les petites artérioles des parenchymes, des fragments de ces divers tissus sont d'abord fixés par le liquide de Müller ou l'acide picrique, puis lavés et durcis par la gomme et l'alcool, après quoi, les coupes son effectuées comme précédemment. La technique de Gerlach (¹) nous a aussi été d'un grand secours pour l'étude des éléments musculaires, élastiques et lamineux des artères : On trempe des coupes minces d'artères dans une solution faible d'hématoxyline et on les passe ensuite quelques minutes dans une solution étendue d'acide picrique ; on lave et on monte dans le baume. Les fibres cellules et surtout les noyaux apparaissent d'un beau violet ; le tissu lamineux d'un brun rougeâtre clair et les fibres élastiques, jaune paille.

Ainsi préparées, il ne reste plus qu'à rechercher, parmi les coupes, celles qui présentent le plus nettement des sections d'artères bien perpendiculaires à leur direction pour étudier la coupe tranversale, ou parfaitement parallèles pour l'étude des coupes longitudinales. Car une cause d'erreur très fréquente au début de ce genre d'études, est assurément l'examen de coupes plus ou moins obliques par rapport à la direction du vaisseau et considérées comme transversales, ce qui fait croire à l'existence d'une zone de tissu anormal en dedans de la limitante interne et qu'on interprète de suite, comme de l'endartérite. Mis en garde

_____

(1) *Sitz. d. phys. méd. Soc. zu Erlangen*, 1872.

contre ce petit accident qu'il est facile d'éviter en examinant soigneusement les divers points de la préparation, et en pratiquant des coupes sur des tissus à éléments histologiques dans lesquels on peut s'orienter facilement, on verra sur les sections transversales d'artères normales : la zone endartérielle, dont l'endothélium est la plupart du temps disparu par macération cadavérique, presque nulle dans les petits vaisseaux et d'autant plus importante que l'artère considérée est de plus gros calibre ; la lame élastique interne, mince, plus ou moins festonnée, point de repère précieux et facile à distinguer par sa réfringence et sa coloration spéciales, puis la tunique moyenne ou mésartère avec ses fibres cellules musculaires dont les noyaux apparaissent avec une grande netteté sous l'influence des colorants, tandis que les éléments élastiques, lorsqu'ils existent dans cette zone, se reconnaissent facilement à leur teinte jaune paille ; enfin, la tunique externe, périartère, ou tunique adventice, à éléments conjonctifs entremêlés de fibres élastiques et en continuité avec le tissu conjonctif ambiant.

ARTÉRIOLES

TYPE ADULTE NORMAL. — Pour l'étude des artérioles du *Myocarde* nous avons pris comme type normal, le cœur de deux sujets de vingt et vingt-deux ans ayant succombé à des affections rapides nous donnant toute sécurité, au point de vue d'un état diathésique antérieur dont les conséquences auraient pu entacher l'observation. Sur des coupes pratiquées dans la base du gros pilier du cœur, on rencontre de nombreuses artérioles de différents calibres et orientées parallèlement à ce pilier, ce qui permet, selon la direction de la coupe, d'obtenir des sections assez rigoureusement tranversales ou longitudinales.

Si nous prenons, comme terme comparatif, une de ces artérioles de 80 à 100 μ de diamètre (Pl. I, fig. 1), nous remarquons d'abord, en dedans de la limitante interne *li* (fig. 1), l'absence de zone endartérielle, ce qui est conforme au type classique, puisque nous savons que, dans les artères de ce calibre, la tunique interne est réduite au seul endo-thélium dont les cellules sont en grande partie desquammées par la macération cadavérique. Seuls, quelques rares noyaux se voient de temps en temps sur le pourtour interne de la lame élastique, traces des éléments endothéliaux qui ont échappé à la destruction.

La tunique moyenne *tm* (fig. 1), constituée par plusieurs couches de fibres cellules (cellules musculaires lisses), forme autour de la limitante interne un anneau extrême-ment net, aussi bien limité en dehors, du côté de l'adven-tice, qu'en dedans par la lame élastique elle-même ; le picro-carmin la colore en rouge et les noyaux des cellules musculaires se montrent, à son intérieur, colorés en rouge plus foncé. Ces fibres cellules, qui, par leur réunion, for-ment la tunique moyenne, sont compactes, étroitement appliquées les unes contre les autres et entre elles, il n'est pas possible, dans les petites artérioles qui nous occupent, de distinguer la présence d'autres éléments. La tunique moyenne, dans l'artériole considérée, présente une épais-seur d'environ une dizaine de μ.

En dehors de la tunique moyenne, vient la tunique adventice *te* (fig. 1), constituée par des faisceaux conjonc-tifs et encore dépourvue d'éléments élastiques qui n'appa-raissent que sur les artères d'au moins 0mm 22 de diamètre ;

cette tunique se confond vers l'extérieur avec le tissu conjonctif ambiant, tandis qu'en dedans elle se sépare nettement de l'anneau musculaire par sa coloration extrêmement
pâle. De ce tissu conjonctif périvasculaire partent de minces travées *t* (fig. 1), qui vont en s'irradiant et subdivisent
le myocarde en une foule de petits champs granuleux dont
chacun est l'expression optique de la coupe d'une fibre
musculaire cardiaque *m* (fig. 1).

Remarquons, dès maintenant, l'épaisseur de la zone
conjonctive qui entoure le vaisseau ainsi que l'extrême
ténuité des travées du même tissu *t* (fig. 1) qui forment ce
fin réseau intra-musculaire, car nous les verrons prendre
progressivement plus d'importance à mesure que nous
examinerons des cœurs de plus en plus vieux comme l'a
démontré M. Sesqués dans son étude du Cœur sénile ([1]).

La même coupe n'est pas sans montrer des artérioles
d'un plus petit calibre, dans lesquelles nous voyons la
tunique musculaire diminuer progressivement d'épaisseur
jusqu'à n'être plus représentée que par une seule rangée de
fibres cellules disposées en spirale, appliquées d'une part,
sur la limitante interne et reposant d'autre part, sur le
stroma conjonctif périartériel. C'est l'état qui précède
immédiatement le capillaire dans lequel tout élément musculaire est disparu et où l'endothélium n'est plus séparé de
la gaîne conjonctive que par la mince membrane anhiste
que l'on a appelée la *membrane vitrée* ([2]).

Dans le *Foie*, si la coupe a rencontré un espace porte,
nous aurons sous les yeux des termes de comparaison fort
importants rassemblés dans une zone conjonctive relative-

---

(1) F. Sesquès, *Loc. cit.*

(2) L. Vialleton, *Contribution à l'étude de l'endartère*, Thèse de
Lyon, 1885.

ment restreinte : artérioles de différents calibres, veines et canaux biliaires ; ces derniers bien reconnaissables à leur épithélium à cellules cylindriques qui se colorent rapidement en formant une élégante collerette, et à leur paroi formée de tissu conjonctif et de fibres élastiques.

Les coupes effectuées dans la substance corticale du *Rein* montrent, la plupart du temps, voisine d'un glomérule, l'artériole, branche des artères inter-lobulaires, destinée à l'alimenter ; celle-ci est souvent accompagnée d'une autre artériole plus petite, située dans un épaississement du tissu conjonctif qui sépare, de ses fines travées, les divers éléments constitutifs du rein. En somme, de même que dans le myocarde, les artérioles de différents calibres du foie et du rein sont toutes construites sur le même type et l'on peut remarquer que la zone moyenne *tm* (fig. 1), d'épaisseur variable avec le diamètre du vaisseau, est toujours constituée par des fibres cellules musculaires accolées les unes aux autres si intimement, qu'elles ne laissent pas percevoir la substance interfibrillaire qui leur sert de cément d'union; de plus, que l'endartère n'est représentée que par quelques cellules endothéliales déjà extrêmement rares dans les artérioles d'un certain calibre, plus nombreuses dans les tout petits vaisseaux où, bien que dissociées par l'état cadavérique, elles ont pu cependant rester en place à cause de l'étroitesse de la lumière du tube. Enfin la tunique adventice *te* (fig 1), nettement délimitée en dedans par l'anneau musculaire, est non moins nettement accusée à sa limite externe, où l'on voit les éléments nobles de l'organe considéré (fibres du myocarde, cellules hépatiques, etc.) entourer la zone conjonctive. De la limite externe de cette zone, partent de fines trabécules *t* (fig. 1), bien perceptibles seulement à un fort grossissement et constituant le stroma interfibrillaire (dans le myocarde) tandis que quelques travées plus épaisses T (fig. 1), représentent le point de départ des lames conjonctives interfasciculaires.

TYPE SÉNILE NORMAL AU DÉBUT. — Nous allons maintenant reprendre les mêmes coupes chez un individu de soixante ans, emporté rapidement par une pneumonie, dans le service de Sainte-Marguerite, et dont les antécédents personnels ne nous ont accusé aucune affection susceptible de retentir apparemment sur le système artériel. Nous croyons pouvoir considérer cet individu, comme représentant un type de sénilité normale encore peu avancé, puisque son cycle évolutif s'était effectué régulièrement jusque là sans entraves pathologiques, et que l'affection aiguë qui l'a tué n'a laissé sur son système vasculaire aucune trace d'un processus inflammatoire rapide.

Les coupes destinées à être comparées avec les précédentes, ont été effectuées exactement dans les mêmes points organiques, base du gros pilier du cœur, foie et espaces portés, substance corticale du rein, et, pour que la comparaison soit aussi exacte que possible, nous avons choisi, dans la coupe du *myocarde*, une artériole de même dimension que celle observée dans l'individu jeune.

Si l'on examine cette artériole de dedans en dehors, on remarque d'abord que la zone située en dedans de la limitante interne ne présente rien de nouveau ; pas traces d'endartérite, quelques rares cellules altérées attestent seules la présence de la couche maintenant desquammée qui constituait l'endothélium du vaisseau pendant la vie. En dehors de la limitante interne, le premier caractère différentiel qui se manifeste est un léger épaississement de la tunique moyenne qui se colore moins fortement que chez le jeune, et dont la limite externe commence à se confondre avec le bord interne de la tunique adventice.

En examinant la coupe à un plus fort grossissement (oc. comp. 12; obj. F, *Zeiss*) et sur des sections transversales et longitudinales, il est possible de se rendre compte de la cause de l'épaississement de la tunique moyenne. En effet, les fibres cellules sont non pas augmentées de nombre ou de volume, mais séparées par l'interposition de substance connective finement fibrillaire qui les écarte et les dissocie légèrement et qui, à la limite externe de la zone musculaire, se confond avec les éléments connectifs de la tunique adventice. De là, épaississement de la tunique moyenne, sa plus faible coloration et moindre netteté dans sa limite externe. La tunique adventice est augmentée en épaisseur, ce qui fait que le champ conjonctif qui entoure le vaisseau est plus grand que dans le numéro 1, les rapports réciproques des éléments constituants étant les mêmes; la limite du tissu noble, en effet, reste toujours nette à la périphérie de la zone conjonctive qui, de plus, ne montre pas de noyaux embryonnaires, ni aucune trace de processus inflammatoire.

La même observation peut se faire sur des artérioles de plus petit calibre où l'épaississement de la tunique moyenne, toujours minime, se montre à peu près proportionné au calibre du vaisseau. Enfin, dans les petits vaisseaux, où l'on ne distingue plus de zone musculaire, par conséquent à la limite de l'artériole et du capillaire, on peut constater encore l'épaississement de la zone conjonctive qui les entoure, sans que la présence de noyaux plus nombreux vienne faire supposer qu'on se trouve en présence soit d'un début, soit d'un reliquat de travail inflammatoire.

Dans les coupes du *foie*, on constatera les mêmes modifications dans les artérioles; elles nous ont même paru plus prononcées dans cet organe et, de plus, l'examen des conduits biliaires montre un épaississement notable de la zone conjonctive qui forme la paroi la plus externe de ces canaux. Dans le *rein*, même observation, mais l'épaississement de la zone externe conjonctive est toujours bien moins considérable que dans le myocarde.

En somme, au début d'une sénilité normale, on constate que, dans les artérioles, l'endartère reste indemne, que la tunique moyenne est légèrement et régulièrement épaissie par la présence de la trame connective qui apparaît entre les éléments contractiles et les dissocie faiblement, enfin que l'adventice est régulièrement hypertrophiée, sans qu'il y ait traces de processus irritatif ni production de travées irrégulières de tissu scléreux.

TYPE SÉNILE AVANCÉ SANS LÉSIONS PATHOLOGIQUES. — Ce type, comme nous l'avons déjà fait remarquer, est d'autant plus rare que l'on a affaire à des vieillards plus avancés en âge ; cependant, nous avons eu la chance de rencontrer plusieurs fois, au cours de nos observations à l'hospice des vieillards de Sainte-Marguerite, des séniles avancés, d'âge variant entre soixante-dix et quatre-vingt-quatorze ans, dont les artérioles, dans les différents organes, n'étaient nullement atteintes d'endo-périartérite pathologique, expression de l'artério-sclérose généralisée. C'est un de ceux-là, vieillard de quatre-vingt-huit ans, pensionnaire de Sainte-Marguerite depuis de longues années durant lesquelles il nous avait présenté toutes les apparences d'une vieillesse parfaitement équilibrée sans aucun signe appréciable ni aucune manifestation d'artério-sclérose, qui va faire le sujet de notre description. Ce vieillard s'est éteint subitement, à la suite d'une indisposition peu caractérisée, qu'aucun diagnostic clinique n'avait permis de préciser, et sans que l'autopsie faite avec le plus grand soin, ne soit venue nous éclairer sur la nature de la mort.

Nous avons d'abord pratiqué, dans la base du gros pilier du cœur, des coupes que nous avons comparées avec celles faites par M. Sesqués pour son étude du cœur sénile et avec plusieurs autres faites par nous sur différents vieillards répondant bien entendu au type sénile normal. Toutes ces coupes nous ont présenté les mêmes modifications, bien particulières et assez différentes de l'état adulte, et des lésions de l'artério-sclérose décrites jusqu'ici chez les séniles communs, pour que nous nous croyions autorisés à les considérer comme véritablement caractéristiques du type sénile normal, dépourvu de toute tare pathologique.

Pour bien se rendre compte des modifications éprouvées par les petits vaisseaux dans le *myocarde* sénile, il faut rechercher un point de la coupe où une artériole se trouve sectionnée bien perpendiculairement à sa direction, et le comparer avec un point semblable de la coupe du myocarde de l'adulte (fig. 2 et 3, Pl. I.) Si on examine alors attentivement de dedans en dehors les différentes zones de la coupe transversale de l'artère, on est frappé de la concordance bien exacte des modifications qu'elle présente, avec celles que nous avons signalées dans notre sénile au début.

L'endartère en effet, n'est pas modifiée et en dedans de la membrane limitante interne *li* (fig. 2 et 3, Pl. I.), il n'existe pas de néoformation appréciable pouvant être assimilée à une production endartéritique ; seules, quelques cellules endothéliales plus ou moins altérées, sont restées attachées à la membrane élastique et représentent les traces de l'endothélium en partie desquammé. Là membrane élastique n'est pas sensiblement modifiée ; cependant, chez les très vieux séniles, elle peut présenter de temps à autre, de légers épaississements accompagnés de plissements irréguliers qui indiquent sans doute des commencements de dégénérescence, parfois assez avancée en quelques points où ces

épaississements semblent se résoudre en un certain nombre
de fines granulations jaunâtres et réfringentes.

Dans la tunique moyenne, les fibres cellules contractiles
sont encore moins compactes qu'au début de la sénilité ; les
minces expansions connectives qui ont commencé à les
dissocier à cette période, prennent ici plus d'importance et
la dissociation des fibres lisses est plus avancée. Le tissu
connectif émané de la zone interne de la tunique adventice,
et sans doute aussi la fine trame connective qui sert à l'état
normal de cément d'union entre les fibres cellules, ont pris
un développement assez considérable et étouffent en les
dissociant, les éléments contractiles qu'ils enserrent. A la
limite externe de la mésartère, il est facile de voir en effet,
les fibres connectives de la zone interne de la tunique
adventice, pénétrer comme des coins entre les fibres cellules
périphériques qui sont désagrégées et atrophiées par com-
pression. Il en résulte une dislocation générale de la zone
contractile mésartérique, qui, à de faibles grossissements,
paraît plus large que chez l'adulte, mais aussi bien moins
nettement délimitée, plus vague et d'une coloration beaucoup plus faible et plus irrégulière ; de plus forts grossissements montrent alors cette tunique composée de deux
éléments distincts : les uns colorés en rouge *fm* (fig. 2 et 3,
Pl. I.) et représentant les fibres cellules, les autres formant
des bandes intercalaires de tissu lamineux *tm* (fig. 2 et 3),
à peine colorés en rose pâle. C'est cet état que nous propo-
sons de caractériser par le mot de *délamination de la
tunique moyenne*, état que nous avons représenté à des
degrés différents dans les figures 2 et 3, Pl. I.

Dans la tunique externe, le premier caractère apparent
est un agrandissement du champ conjonctif péri-vasculaire.
Cet accroissement s'est fait régulièrement, c'est-à-dire en
conservant les mêmes proportions relatives que chez l'adulte

ou le sénile débutant ; les fibres musculaires du myocarde conservent leur disposition régulière à la limite externe de la zone conjonctive, fait très important et qui différencie cet état sénile normal, de l'état scléreux pathologique comme nous le verrons bientôt. De plus, les trabécules de tissu conjonctif que nous avons vu chez l'adulte, former un fin réseau à peine perceptible, entre les fibres musculaires du cœur, t (fig. 1, Pl. I.), sont épaissies et les noyaux des cellules fixes, plus nombreux, sont bien visibles surtout aux angles des mailles du réseau. t (fig. 2 et 3, Pl. I.) Ce réseau de tissu conjonctif hyperplasié, ainsi répandu entre les fibres musculaires, se continue à la périphérie du faisceau avec le tissu des espaces péri-fasciculaires. Formant des travées d'épaisseur toujours constante, il sépare également les fibres centrales et marginales du faisceau dont la dissociation est identique dans tous les points considérés (¹). Le même accroissement proportionnel du tissu conjonctif se retrouve dans les grandes travées interfasciculaires T. T. (fig. 2 et 3, Pl. I.), normales qui ont subi un épaississement progressif comme on peut le voir en comparant les figures 1, 2 et 3 de la planche 1 ; épaississement qu'il ne faut pas confondre, comme le fait remarquer M. Sesquès avec des travées scléreuses au premier stade de leur développement, ces dernières faciles à distinguer par leur épaisseur inégale, leur direction souvent unique et sans rapport avec les contours des faisceaux musculaires qu'elles dissocient ou détruisent lorsque ceux-ci gênent leur marche en avant.

Dans cette hypergenèse de tissu conjonctif, on observe très peu d'éléments migrateurs et de noyaux embryonnaires, quelle que soit la période de la sénilité considérée ;

(1) F. Sesquès, *loc. cit.*

les éléments prédominants sont les fibrilles connectives qui, tassées et enchevêtrées, forment un lacis concentrique à la lumière du vaisseau.

La même coupe du myocarde sénile représentée à la figure 3, Pl. I, a rencontré un tout petit vaisseau que l'on peut considérer comme un capillaire, car il ne montre pas, autour de son endothélium, de fibres cellules contractiles. Nous ferons remarquer que la lumière de ce capillaire, bien qu'extrêmement étroite, n'est nullement oblitérée, malgré l'âge avancé du sujet, et que la seule modification à constater, est une faible réduction de sa lumière, due au tassement des fibrilles connectives résultant de l'épaississement de la gaîne conjonctive qui constitue la paroi externe de ce petit vaisseau, et non à des productions endovasculaires. L'examen de différentes coupes du myocarde, provenant des mêmes sujets et dans lesquelles des artérioles se trouvent coupées parallèlement à leur direction, permet d'étudier les modifications que nous venons de signaler, sur des sections longitudinales. L'étude de ces coupes vient en tous points, confirmer les observations que nous venons de présenter sur les coupes transversales, et, en certains endroits, il est facile de voir, entre les fibres cellules de la tunique moyenne, sectionnées transversalement, le développement considérable de la substance connective qui souvent s'avance jusqu'à la limitante interne et rejoint vers l'extérieur, la tunique externe après avoir formé dans la mésartère des mailles qui compriment et étouffent les fibres musculaires.

Dans tous les myocardes séniles non pathologiques que nous avons examinés, nous avons toujours rencontré ces modifications de structure des artérioles, mais à des degrés différents et en général, d'autant plus prononcées que l'âge du sujet est plus avancé. Ainsi, nous avons représenté à la (fig. 2, Pl. I), la coupe d'une artériole d'un cœur sénile non pathologique de soixante-douze ans, dans laquelle on constate l'absence d'endartérite, la même délamination de la mésartére et l'hypertrophie régulière de la tunique adventice ; ces deux derniers caractères beaucoup moins prononcés que dans la figure 3 qui appartient au vieillard de quatre-vingt-huit ans. Sur des coupes pratiquées dans le *foie* et passant par un espace porte, on rencontrera des artérioles et des capillaires offrant exactement les mêmes modifications, souvent même plus prononcées que celles que nous venons de signaler dans le myocarde (fig. 5, Pl. I). Souvent, en effet, la membrane élastique est épaissie, plissée, et a subi sur tout son pourtour un commencement de dégénérescence; en certains points de la tunique moyenne, les fibres cellules sont presque complétement ensevelies et disparues sous la production fibrillaire connective, et, malgré cela, l'endothélium ne présente pas de traces manifestes d'épaississement inflammatoire (A, fig. 5, Pl. I). Dans la zone externe ou adventice, le tissu conjonctif est fortement tassé et ses fibrilles forment un lacis serré, concentrique autour du vaisseau. D'ailleurs, le tissu conjonctif formant la gangue qui relie entre eux les divers éléments de l'espace porte est hyperplasié d'une façon générale, sans apparition d'éléments embryonnaires et tout en conservant ses rapports normaux avec le tissu hépatique; de plus, les fines trabécules qu'il envoie entre les éléments cellulaires du foie, sont faiblement et régulièrement épaissies, ce qui reproduit exactement ce que nous avons décrit précédemment pour les éléments musculaires du cœur (*t*, fig. 5, Pl. I).

Dans les parois de la veine porte, on observe de même, l'hypergénèse du tissu conjonctif dans les endroits où il existe normalement chez l'adulte, et surtout dans la tunique externe, où ses faisceaux ondulés acquièrent une pré–

dominance telle sur les fibres musculaires lisses circulaires et longitudinales, que souvent ces éléments contractiles deviennent difficilement visibles. (V, fig. 5, Pl. I).

Autour des canaux biliaires *cb* (fig. 5, Pl. I) on peut voir un épaississement régulièrement circulaire de la tunique externe, avec tassement des fibrilles connectives, identique à celui que nous avons observé autour des vaisseaux, et souvent même, plus prononcé. En outre, nous avons plusieurs fois rencontré dans cette zone conjonctive péri-canaliculaire, une assez grande quantité de noyaux, paraissant appartenir à des éléments embryonnaires dont nous ne nous expliquons pas bien l'origine. Quant aux cellules épithéliales des canaux biliaires, elles sont absolument intactes.

Parmi les coupes du *rein* que nous avons pratiquées sur un assez grand nombre de séniles très avancés, nous n'en avons trouvé que très peu ne présentant pas des traces manifestes d'artério-sclérose, ce qui montre que, chez les vieillards, les lésions pathologiques des artérioles sont beaucoup plus fréquentes dans le rein que dans les autres organes considérés. Notre but étant ici de rechercher les modifications dues à la seule influence de la sénilité, nous avons étudié les coupes de rein du sénile de quatre-vingt-huit ans dont les artères ne présentaient aucune des lésions particulières de l'artérite chronique.

Des coupes pratiquées dans la zone moyenne de la substance corticale, montrent des glomérules avec leurs artérioles, des tubes contournés et des branches ascendantes et descendantes de l'anse de Henle. En comparant ces coupes avec celles du rein de l'individu adulte et du sénile au début, on peut se rendre compte des modifications subies par les différents éléments.

Les artérioles, dans ce cas de sénilité avancée et normale que nous considérons comme exceptionnel, ne présentent

pas d'endartérite, les quelques cellules endothéliales respec-
tées par la coupe reposant directement sur la lame élastique interne *li* (fig. 6, Pl. I) ; nous tenons d'autant plus à
signaler cette absence de manifestation pathologique sur la
tunique des artérioles rénales de ce vieillard, que, presque
toujours, dans l'âge avancé, même lorsqu'on n'a pas affaire
à un cas d'artério-sclérose confirmée, ces vaisseaux présentent des formations endartéritiques d'un caractère particulier. On voit, en effet, dans ces cas fréquents de rein sénile,
en dedans de la lame élastique interne, une néoformation
conjonctive mince, tapissant d'une couche à peu près uniforme, la surface interne de la limitante et paraissant
composée de lamelles concentriques de structure fibrillaire
souvent déchiquetées, disjointes, entre lesquelles on aperçoit
quelques noyaux aplatis, indiquant la présence de cellules
fixes. En même temps, la lame élastique elle-même a subi les
altérations que nous avons déjà signalées dans le myocarde ;
épaississement irrégulier, plissements et commencement de
dégénérescence granuleuse. Nous sommes évidemment là,
en présence des résultats d'un processus pathologique qui a
dû s'effectuer très lentement et qu'il ne faut pas confondre
avec les simples modifications évolutionnelles dues à la
sénilité, mais différent aussi des lésions d'endo-périartérite
commune des reins scléreux dont les caractères histologiques sont tout autres. On peut invoquer, pour expliquer la
pathogénie de ces lésions, l'intoxication lente due à des
causes diverses parmi lesquelles le ralentissement sénile de
toutes les fonctions et en particulier de celles de nutrition,
doit tenir le premier rang.

La tunique moyenne se présente dans le rein sénile, avec
les mêmes caractères que dans les autres organes ; c'est-à-
dire dissociation et délamination des éléments musculaires
lisses par des fibrilles connectives. Comme dans le foie

sénile, la tunique externe conjonctive est épaissie, des
fibrilles connectives enserrent le vaisseau de leurs lacis
concentriques, et finalement, le champ conjonctif péri-vasculaire est agrandi ; les capillaires sanguins présentent les
mêmes modifications que dans le foie et le cœur ; enfin les
minces travées connectives qui servent de cément d'union
aux éléments glandulaires du rein, sont légèrement épaissies, mais d'une façon égale et régulière et sans qu'on puisse,
jamais rencontrer de ces grandes travées conjonctives irrégulières suivant la direction des vaisseaux, comme cela
s'observe dans les reins scléreux dont les artères sont
toujours en même temps, pathologiquement lésées.

En résumé, et à part quelques modifications inhérentes à
la structure des organes qu'elles sont chargées d'irriguer,
les artérioles, quel que soit leur calibre, montrent toujours
chez les séniles normaux d'un âge avancé, des modifications générales de structure, pouvant toutes être ramenées
à un même schéma qui n'est en quelque sorte que l'exagé-
ration de ce que nous avons déjà constaté dans les artérioles
du type de début de la sénilité, à savoir : Absence d'endartérite proliférante ou oblitérante ; épaississement, plissement
irrégulier et quelquefois dégénérescence par places, de la
membrane limitante interne ; dissociation des fibres cellules
contractiles de la tunique moyenne par les éléments connectifs hyperplasiés, amenant en même temps que l'épaississement de cette tunique, l'atrophie des éléments contractiles
étouffés par cette production ; épaississement de la tunique
adventice dont le tissu conjonctif devient plus fibrillaire
sans apparition de noyaux jeunes.

En dehors de la zone vasculaire proprement dite, nous
avons constaté en même temps, l'agrandissement régulier
du champ conjonctif périartériel qui conserve la même
forme et les mêmes proportions que chez l'adulte ; un léger

épaississement des trabécules connectives élémentaires et des travées normales interfasciculaires qui conservent de même, leur disposition normale relativement aux éléments nobles, sans que jamais il n'apparaisse de travées irrégulières et dissociantes, caractéristiques de la sclérose.

Tels sont les caractères histologiques généraux des artérioles, chez ces rares vieillards qui ont réussi à atteindre un âge avancé sans qu'aucune affection quelconque ne soit venue altérer, au bout d'un temps plus ou moins long leur système vasculaire, et détruire la parfaite harmonie de leurs fonctions. Nous allons maintenant jeter un rapide coup d'œil sur l'état de ces mêmes vaisseaux, chez les vieillards communs, plus ou moins entachés d'artério-sclérose généralisée et chez lesquels nous allons retrouver les formes classiques de la sclérose-vasculaire considérée actuellement comme le caractère de la sénilité du système circulatoire. Une courte étude comparative de ces deux états, nous permettra ensuite, de distinguer histologiquement dans un système vasculaire sénile quelconque, la part d'altération qui revient au processus évolutionnel normal, contre lequel toute intervention thérapeutique est au moins inutile, et celle qui relève du processus pathologique, souvent au contraire justiciable d'un traitement approprié.

TYPES SÉNILES COMMUNS ARTÉRIO-SCLÉREUX.— Ces types se rencontrent à chaque instant dans les services hospitaliers et il nous a été facile de recueillir des pièces d'étude, provenant de sujets artério-scléreux d'âges différents, depuis la période de début de la sénilité, jusqu'à une vieillesse assez avancée, ce qui nous a permis d'effectuer quelques comparaisons entre l'état normal et pathologique, aux différentes périodes de l'évolution. Sans entrer ici dans les nombreuses distinctions que l'on a faites dans l'anatomie pathologique des scléroses viscérales qui n'intéressent notre question qu'à un titre tout à fait secondaire, nous aurons seulement en vue ici les altérations pathologiques des petites artères si fréquentes dans la vieillesse et qui constituent les caractères anatomo-pathologiques de l'artério-sclérose.

Nous avons pratiqué nos coupes dans différents organes (cœur, foie, rein, etc.), chez des artério-scléreux encore peu avancés en âge (cinquante à soixante ans) et chez plusieurs autres beaucoup plus vieux, variant entre soixante-dix et quatre-vingt-dix ans. Chez le jeune comme chez le vieux, nous avons toujours trouvé dans les artérioles, les lésions classiques de l'artério-sclérose, mais avec des degrés et des formes variables selon l'âge et suivant la rapidité avec laquelle a évolué le processus pathologique, à savoir :

1° Une endartérite constante, caractérisée par un épaississement de la tunique interne quelquefois assez régulier et formant une zone qui, en augmentant progressivement, peut finir par oblitérer complètement le vaisseau (endartérite oblitérante progressive), mais, plus souvent, produisant des bourgeonnements irréguliers riches en noyaux jeunes, faisant saillie dans la lumière de l'artériole (endartérite proliférante) e,(*fig. 4.* Pl. I). Ces néoformations sont constituées par des éléments fusiformes qui se transforment promptement en tissu fibreux. La membrane élastique est fréquemment dégénérée.

2° La tunique moyenne présente des lésions essentiellement subordonnées à l'âge des sujets et à la rapidité du processus, il est donc extrêmement intéressant de les analyser, puisque nous savons déjà, que c'est surtout dans son intérieur, que se produisent les modifications dues à la sénilité pure.

Chez les artério-scléreux relativement jeunes ou au début de la sénilité, chez lesquels le processus pathologique, de

4

nature le plus souvent infectieuse, a évolué rapidement, la tunique moyenne est enserrée entre la lame élastique et la production endartérique d'une part, et la zone conjonctive adventice considérablement hypertrophiée d'autre part, de telle sorte que ses éléments comprimés et étouffés entre ces deux zones conjonctives proliférantes qui tendent à se rejoindre, finissent par s'atrophier et même par disparaître tout à fait dans les petites artérioles, *t m* (*fig 4*. Pl. I.).

Chez les artério-scléreux avancés en âge, la lésion pathologique de la tunique moyenne peut revêtir des formes qui paraissent multiples au premier abord, mais qu'il est facile de ramener à deux types schématiques principaux : *A*. la mésartère est à peu près intacte, en tant que lésion pathologique, on constate seulement la dissociation faible et régulière des fibres cellules par les éléments connectifs et l'épaississement en égales proportions de toute la tunique moyenne, caractères que nous avons reconnus chez les séniles non artério-scléreux ; mais il y a en plus une endartérite constante, souvent considérable, formant un anneau épais et régulier revêtant souvent l'aspect lamelliforme, et une périartérite à zones concentriques que nous allons décrire plus loin. Nous avons toujours rencontré ce type de lésions chez des séniles dont l'examen clinique indiquait des symptômes peu avancés d'artério-sclérose, souvent malgré leur grand âge ; ce qui nous autorise à admettre que, chez ces malades, la lésion pathologique a évolué extrêmement lentement.

B. La mésartère est au contraire irrégulièrement et fortement dissociée par le tissu de sclérose qui prend naissance et à son intérieur et dans l'endartère d'une part, d'où il vient s'insinuer dans la portion interne de la tunique moyenne après la dégénérescence de la limitante, et qui, d'autre part, vient de la tunique adventice irrégulièrement hypertrophiée, envahissant les éléments contractiles auxquels il se substitue complètement en certaines places.

C'est là, la lésion la plus commune, celle que l'on observe à chaque instant, chez les vieillards artério-scléreux, chez lesquels le processus pathologique a d'abord commencé d'une façon lente et progressive dès le début de la sénilité, puis, sous l'influence d'un état d'infériorité de l'organisme déterminé sans doute par la vieillesse croissante chez ces vieillards déjà malades, s'est mis à évoluer plus rapide-ment et d'une façon plus intense à partir d'un certain âge, déterminant en fin de compte, ces lésions complexes et profondes de sclérose vasculaire dont a fait les caractéris-tiques de la sénilité artérielle.

3º La tunique adventice, quel que soit le cas considéré, est toujours hypertrophiée avec augmentation considérable des éléments fibrillaires qui finissent par en faire un véri-table tissu de sclérose, beaucoup plus fibreux et plus compact que le tissu conjonctif normal. La multiplicité des noyaux qu'on y rencontre, surtout chez les séniles encore peu avancés, montre bien qu'on est en présence d'un pro-cessus irritatif, processus qui aboutit à la production de périartérite. On peut distinguer deux modalités suivant lesquelles s'effectue cette production de périartérite : ou bien elle se produit très lentement, s'accroissant par zones régulièrement concentriques, sans que jamais il ne s'échappe de sa périphérie, des fusées fibreuses allant dissocier les éléments nobles de l'organe ; de sorte que le petit vais-seau, au bout d'un temps assez long, se trouve entouré d'un anneau fibreux, épais mais régulièrement circulaire, et nettement délimité à sa périphérie où il n'empiète pas sur les tissus voisins. C'est cette forme de périartérite qui coïncide le plus souvent avec de l'endartérite oblitérante progressive et une mésartère à peu près indemne de lésions pathologiques. Ou bien, le développement du tissu scléreux péri-artériel s'est fait plus rapidement et d'une façon irré-guliere envoyant en tous sens des travées fibreuses disso-ciantes qui s'en vont vers la périphérie, étouffer les élé-ments nobles les plus voisins et vers leur bord interne, dissocier par places les éléments contractiles de la tunique moyenne ; périartérite dissociante qui coïncide habituelle-lement avec l'endartérite proliférante et une mésartérite assez intense, quelquefois primitive, ordinairement secon-daire, passive, par infiltration des productions inflamma-toires venues de l'endartére, ou plus souvent de la tunique externe.

Résumons donc rapidement ces différentes modalités des lésions de l'artério-sclérose sénile, afin de pouvoir compa-rer les résultats de ce processus pathologique avec ceux du processus purement évolutionnel qui amène les modifica-tions des artères séniles normales, comme nous nous sommes proposés de le faire. En somme, l'artério-sclérose des séniles, se présente dans les artérioles, suivant trois types principaux :

1° Le processus pathologique prend le pas sur le proces-sus évolutionnel dès le début de la sénilité, et il y a alors production d'endartérite et de péri-artérite avec nombreux noyaux : ces néoformations évoluant rapidement, ne disso-cient pas la tunique moyenne qui se trouve seulement comprimée sur ses deux faces, mais souvent d'une façon si intense qu'elle finit par s'atrophier et même par dispa-raître ;

2° Les deux processus, pathologique et évolutionnel, marchent de pair, et l'on constate une péri-artérite régulie-rement croissante et circulaire sans fusées dissociantes, avec une tunique moyenne délaminée par le processus sénile et une endartérite oblitérante progressive à forme souvent lamelleuse dans les séniles avancés ; c'est le cas que nous avons observé si fréquemment dans les artérioles rénales de très vieux séniles en bonne santé apparente.

3° Le processus pathologique devient prépondérant mais seulement à un âge avancé et sous l'influence d'une cause quelconque mettant le vieillard en état d'infériorité ; à partir de ce moment, il évolue plus rapidement et produit alors de la péri-artérite, dissociante à la périphérie comme à sa zone interne, de la mésartérite caractérisée par la formation de travées fibreuses irrégulières qui dissocient la tunique moyenne et la désorganisent, et, en même temps, une endartérite oblitérante progressive.

ARTÈRES DU TYPE MUSCULAIRE

TYPE ADULTE NORMAL. — Parmi les artères musculaires, nous avons étudié plus particulièrement les radiales, pédieuses et coronaires ; comme les modifications que nous avons à signaler sont d'ailleurs identiques dans ces différentes artères et ne présentent que de légères variations en rapport avec l'épaisseur relative des tuniques, il nous suffira d'étudier l'une quelconque d'entre elles, la radiale par exemple.

Sur des coupes transversales de la radiale du jeune individu de vingt ans que nous considérons comme le type normal adulte (fig. 3. Pl. II), nous trouvons, de dedans en dehors, 1° la tunique interne ou endartère, représentée par une couche de cellules endothéliales souvent desquammées et reposant sur une mince couche élastico-connective, formation striée, ou couche juxta-musculaire de M. Vialleton, qui montre des noyaux légèrement allongés dans le sens transversal *e* (fig. 3. Pl. II) ; cette tunique est limitée par la lame élastique interne *li* (fig. 3).

2° La tunique moyenne, d'une épaisseur considérable, est constituée par les cellules musculaires coupées parallèlement à leur direction et réunies en petits groupes ou faisceaux serrés entre lesquels un mince stroma connectif leur sert de cément d'union *tm* (fig. 3. Pl. II) : de plus, des fibres élastiques minces, plus nombreuses à mesure qu'on s'avance vers l'adventice, forment au sein de cette tunique un fin réseau en relation d'une part, avec la lame élastique interne et, d'autre part, avec les grosses fibres élastiques de la tunique externe. Sur des coupes longitudinales, il est encore plus facile de se rendre compte de la disposition relative des éléments musculaires et connectifs, les premiers, en effet, sont coupés transversalement et paraissent alors réunis en petits groupes que leur coloration plus intense rend nettement distincts des faisceaux conjonctifs qui les séparent.

3° La tunique externe *te* (fig. 3. Pl. II) est formée par des faisceaux de tissu conjonctif à direction longitudinale et par de grosses fibres élastiques diversement contournées et d'autant plus nombreuses qu'on se rapproche davantage de la tunique moyenne.

TYPE SÉNILE AVANCÉ SANS LÉSIONS PATHOLOGIQUES. — Nous prendrons encore comme sujet de notre description, les radiales du vieux sénile de quatre-vingt-huit ans qui nous a déjà fourni le type sénile normal des artérioles. Durant sa vie, il nous était impossible de sentir au doigt, la moindre induration dans ces vaisseaux ; à l'autopsie, nous avons soigneusement isolé l'artère sur une certaine longueur et nous avons ensuite pratiqué des coupes à différents niveaux. Nous avons constaté, en certains points, des zones de dégénérescence sous-endartérielle, paraissant débuter au niveau même de la membrane élastique interne, avec épaississement fibreux correspondant de l'endartère ; mais, en d'autres, ces vaisseaux ne montraient plus aucunes traces de lésions inflammatoires et nous avons pensé que c'était à ces points qu'il fallait s'adresser pour saisir les modifications dues exclusivement à la sénilité. Dans ces points, où la radiale nous a ainsi paru indemne de tout élément pathologique (fig. 4, Pl. II), nous avons observé : 1° un épaississement léger, constant et régulier de l'endartère e (fig. 4) dû à l'hypertrophie de la zone connective normale sous-endothéliale, dont les couches profondes présentent un aspect fibrillaire avec des cellules plates à noyaux allongés. Cet épaississement ne nous paraît pas devoir être considéré comme de l'endartérite pathologique, étant donné sa régularité, sa faible épaisseur, sa présence en tous les points de la longueur de l'artère et l'absence de noyaux embryonnaires, tous caractères bien différents de ceux des néoformations inflammatoires.

2° Dans la tunique moyenne, les cellules musculaires sont écartées et dissociées d'une façon égale et régulière par le stroma conjonctif qui présente un développement beaucoup plus considérable que chez l'adulte ; de sorte que ses fibrilles écartent les uns des autres, les éléments contractiles et les faisceaux qu'ils constituent, tm (fig. 4, Pl. II). mais sans jamais former de travées irrégulières désorganisant par places la tunique moyenne, comme cela s'observe dans les mésartérites pathologiques. Sur des coupes longitudinales, cet aspect apparaît encore mieux, car les éléments musculaires sont sectionnés transversalement et tranchent nettement par leur coloration rouge sur le fond beaucoup plus pâle, constitué par le tissu fibreux. Si l'on compare alors avec l'état adulte, on voit facilement l'importance prise par l'élément conjonctif dans la tunique musculaire de l'artère sénile, comme d'ailleurs Ranvier l'avait déjà vu et signalé dans son *Traité d'His-tologie*.

Dans la tunique moyenne, les fibres élastiques ne paraissent pas plus abondantes qu'à l'état normal ; mais, vers la périphérie, elles se tassent en se disposant paral-lèlement, formant ainsi une série de lames concentriques ondulées qui enserrent, de temps à autre, des cellules musculaires devenues plus rares *ll* (fig. 4). Il en résulte, qu'à de faibles grossissements, la zone périphérique présente un aspect lamelliforme dont la coloration jaunâtre se confond, peu à peu vers l'intérieur, avec la couleur nettement rouge de la portion musculaire de la mésartère.

3° Dans la tunique externe, le tissu conjonctif est plus dense, plus fibrillaire que dans l'artère adulte ; il acquiert la prédominance par rapport aux éléments élastiques qui n'apparaissent plus ici comme des lames continues et diversement contournées, mais comme de petits points réfringents dispersés dans le tissu fibreux ; ce qui semble montrer que les fibres élastiques qui existent dans cette zone à l'état adulte, ont été fragmentées et dissociées par le tissu fibrillaire progressivement envahissant *te* (fig. 4, Pl. II). Quant aux petits vaisseaux de l'adventice, ils se montrent avec les mêmes modifications que nous avons signalées précédemment dans les artérioles séniles nor-males.

Chez d'autres séniles plus jeunes, d'âge variant entre soixante et quatre-vingts ans et n'ayant jamais présenté de symptômes manifestes d'artério-sclérose, nous avons toujours retrouvé ces mêmes modifications dans les tuniques des artères du type musculaire, mais à des degrès variables selon l'âge. Ces modifications, sur lesquelles nous n'insistons pas davantage puisqu'elles ne sont que l'expression amoindrie de l'état sénile normal que nous venons de décrire en détail, auraient pu présenter cet avantage de ne s'accompagner chez les séniles peu âgés, d'aucune trace d'état pathologique avéré ; toutefois, nous avons préféré demander à la radiale du vieillard de quatre-vingt-huit ans, la description des modifications de la sénilité normale, parce qu'elles y étaient très évidentes et portées au plus haut degré, étant donné surtout, que nous avons pris la précaution d'étudier les coupes en des points indemnes d'artérite.

TYPES SÉNILES COMMUNS ARTÉRIO-SCLÉREUX. — Ce sont les artères athéromateuses si communes chez les vieillards. Sans nous occuper ici des questions de pathogénie encore controversées aujourd'hui, nous décrirons rapidement les principaux types de lésions de sclérose artérielle que nous ont montré les nombreuses coupes d'artères de séniles à différents âges, notre but étant seulement de rechercher les relations qu'elles présentent avec les types précédents. Bien que les coronaires et les thoraciques soient le plus fréquemment atteintes, nous avons examiné ici plus spécialement les radiales qui ont déjà fait l'objet des études précédentes chez l'adulte et le sénile normal.

Même chez des séniles au début, on peut rencontrer des radiales déjà fortement sclérosées dans lesquelles le processus pathologique a sans doute évolué rapidement ; il y a une endartérite considérable par prolifération des éléments conjonctifs de la tunique interne, qui forment là du tissu scléreux, fibrillaire, dans lequel se voient des cellules aplaties, fusiformes disposées par lits concentriques, de sorte que la tunique interne présente, en certains points de son pourtour, des épaississements irréguliers souvent fort considérables et riches en noyaux. C'est, de bonne heure, dans la partie profonde de ces épaississements que s'observent les premiers stades de la dégénérescence graisseuse puis calcaire qui va constituer les plaques d'athérome. Dans la tunique moyenne, la mésartérite fait rarement défaut ; elle est caractérisée par des travées scléreuses irrégulières qui, en certains points, étouffent complètement les éléments contractiles qui disparaissent et sont remplacés par du tissu fibreux, en d'autres, les dissocient en les éparpillant en tous sens, de telle sorte que, sur une même section d'artère, il n'est pas rare de voir la mésartère tantôt très épaissie, tantôt au contraire extrêmement réduite et parfois disparue. En même temps, on peut signaler l'épaississement et le tassement des fibres élastiques, à la périphérie de la zone moyenne.

Dans la tunique externe, la plupart des vaisseaux nourriciers présentent les lésions d'endo-périartérite de l'artério-sclérose comme l'a démontré H. Martin ([1]).

Tel est l'aspect de l'artère musculaire sclérosée, pathologiquement lésée, telle qu'on la rencontre ordinairement chez les séniles ; mais à côté de cette forme en quelque sorte classique et qui dénote un processus pathologique assez intense, nous avons observé plusieurs fois, chez des séniles avancés qui paraissaient à peine, pour ne pas dire nullement, entachés d'artério-sclérose à l'examen clinique, des lésions des artères musculaires un peu différentes et semblant démontrer que le processus pathologique a évolué lentement, marchant de pair avec le processus évolutionnel sénile. Il se produit ainsi, sous l'influence de cette double cause, une sclérose artérielle sénile, distincte de la précédente au

---

(1) H. Martin, *Revue de Médecine*, 1881.

point de vue anatomo-pathologique, en ce que: 1° l'épaississement d'endartérite toujours considérable, est régulier,
c'est-à-dire présente une épaisseur à peu près égale sur
toute la circonférence du vaisseau ; il est constitué par un
tissu de néoformation riche en cellules conjonctives et en
noyaux jeunes, dans lequel les dégénérescences graisseuses et calcaires de l'athérome n'apparaissent que très
tardivement ; 2° la tunique moyenne ne présente pas, à
proprement parler, de mésartérite avec travées irrégulières
de sclérose ; on y constate simplement l'épaississement
progressif et régulier de la trame connective normale
amenant une dissociation régulière des éléments contractiles ; une condensation plus grande des éléments conjonctifs avec noyaux dans la zone voisine de la lame élastique
interne et un tassement des fibres élastiques à la périphé·-
rie, tous caractères qui relèvent purement du processus
évolutionnel sénile ; 3° dans la tunique adventice, le tissu
conjonctif est plus fortement tassé autour des vaisseaux
nourriciers (péri-artériolite) qui montrent en même temps
une endartériolite oblitérante progressive à marche lente,
dont l'aboutissant est l'obstruction complète du vaisseau
comme cela se voit en certains points.

AORTE

TYPE ADULTE NORMAL. — Nous avons pris comme type
de l'aorte normale de l'adulte, celle du jeune sujet qui nous
a déjà fourni les artères musculaires ainsi que les artérioles
typiques normales. L'aorte a été étudiée sur des coupes
longitudinales et transversales ; les secondes nous ayant
paru mettre mieux en évidence les modifications apportées

par la sénilité dans la structure de ce vaisseau, nous avons surtout insisté sur les coupes transversales pour nos études comparatives. La coupe longitudinale de l'aorte normale étant reproduite dans tous les traités d'histologie, nous ne nous arrêterons pas à sa description, nous voulons simplement fixer l'attention sur plusieurs points de la coupe transversale, plus particulièrement intéressants, car c'est à leur niveau qu'apparaitront plus tard les modifications caractéristiques dues à la vieillesse.

Depuis les récentes observations de M. Renault et le magnifique travail de M. Vialleton sur la structure de l'endartère, la tunique interne nous est parfaitement connue et il devient aisé, grâce à la distinction que ces auteurs ont apportée dans ses différentes couches, de reconnaître exactement les zones dans lesquelles débutent les modifications histologiques.

Si nous examinons sur une fine coupe transversale de l'aorte, au-dessous de la crosse, la zone située en dedans de la limitante interne, c'est-à-dire l'endartère, nous reconnaîtrons, avec ces auteurs, trois plans superposés et passant de l'un à l'autre sans transitions sensibles. L'endothélium, presque toujours complètement desquammé, n'est pas visible sur notre coupe ; le plan immédiatement sous-jacent est constitué par une ou deux couches de cellules plates, très minces, également en partie desquammées, celles qui restent, visibles surtout grâce à leur noyau que colore en rouge le picro-carmin e (fig. 1, Pl. II). C'est la couche considérée par Vialleton comme constituée par du tissu connectif embryonnaire, faisant corps et se continuant sur sa limite superficielle avec la vitrée, et à laquelle cet auteur donne le nom de *couche embryonnaire*. Au-dessous, vient une couche plus épaisse, finement granuleuse, la *couche muqueuse*, renfermant des éléments cel-

lulaires disposés dans différentes directions comme l'indique
la forme des noyaux. éléments qui prennent une forme
plus aplatie à mesure que l'on s'avance vers le troisième
plan *m* (fig. 1, Pl. II). Cette couche muqueuse, comme l'a
montré le même observateur, est constituée par des cellules conjonctives à différents stades de leur développement et reliées par une trame de fibrilles connectives,
extrêmement fines, granuleuses, d'un caractère tout à fait
spécial, intermédiaire entre les formations élastiques et
les fibres connectives. Elle renferme en outre, dans les
intervalles des cellules fixes, de nombreuses cellules migratrices et, comme l'a démontré Stroganow (¹), des globules
rouges, ce qui, pour certains auteurs, représenterait les
premiers stades d'une endartérite chronique déformante,
débutant de très bonne heure, chez tous les sujets, dans
l'endartère aortique.

Enfin, le troisième plan *s* (fig. 1, Pl. II), *couche juxta-
musculaire* de M. Vialleton, est formé d'éléments élastiques et connectifs et présente une apparence striée ; il est
constitué par des lames élastiques fenêtrées et anastomosées, formant un système de tentes et prenant insertion sur
la limitante élastique interne.

Dans leur intervalle, des lames élastiques beaucoup plus
fines forment un système de tentes de second ordre, renfermant des cellules conjonctives striées, particulières,
considérées par M. Vialleton comme des sortes de cellules
musculaires rudimentaires, intermédiaires entre les cellules connectives proprement dites et les cellules musculaires complètement différenciées de la tunique moyenne.
D'après le même auteur, ces cellules striées, ainsi que les

(1) Stroganow, *Origine des éléments cellulaires dans l'endartérite.*
Travaux du lab. d'histologie du Col. de France, 1876.

cellules fixes du tissu conjonctif de l'endartère, auraient pour origine les cellules migratrices émanées des vasa-vasorum et insinuées entre la couche musculaire et l'endothélium, contribuant ainsi, pour la plus large part, à la formation de l'endartère.

Immédiatement, en dehors de la couche juxta-musculaire, la plus profonde de l'endartère, vient la limitante interne *li* (fig. 1, Pl. II), qui se distingue nettement, par sa grosseur, des lames élastiques de la couche précédente.

Dans la tunique moyenne, les éléments qui s'offrent immédiatement à la vue sont les lames élastiques *le* (fig. 1) disposées à peu près parallèlement et à égale distance, sensiblement égales en épaisseur à la première ou lame élastique interne *li* ; elles sont plus ou moins ondulées, anastomosées et reliées les unes aux autres par des fibres élastiques déliées, circonscrivant des mailles dans l'intervalle desquelles se trouvent les éléments musculaires diversement orientés ; ceux-ci forment des faisceaux inter-lamellaires que la coupe rencontre tantôt perpendiculairement *em'* (fig. 1), tantôt parallèlement à leur direction *em* et réunis par un stroma conjonctif à fibres ondulées.

A mesure qu'on s'avance vers la tunique externe, les lames élastiques deviennent plus minces et finalement se résolvent en un fin réseau de fibres élastiques réticulées, entremêlées de faisceaux conjonctifs qui marquent le début de la tunique adventice. Dans celle-ci, les vasa-vasorum, artérioles et veinules *a* et *v* (fig. 1, Pl. II) se présentent avec les caractères normaux que nous avons décrits précédemment.

TYPE SÉNILE AVANCÉ SANS LÉSIONS PATHOLOGIQUES. — Nous avons pratiqué des coupes de l'aorte chez un assez grand nombre de séniles dont quelques-uns, malgré leur grand âge, ne présentaient pas sur ce vaisseau, la moindre trace d'athérome non plus que de dégénérescence grais- seuse ; c'est à ces derniers que nous nous sommes adressés pour la recherche des modifications séniles pures, dégagées de l'élément pathologique. Nous avons fait des coupes lon- gitudinales et transversales ; ces dernières nous ayant paru en plusieurs points plus démonstratives que les premières et d'interprétation plus facile, nous les avons utilisées pour notre analyse et reproduites sur nos figures, tout en véri- fiant soigneusement en même temps nos interprétations, sur des coupes longitudinales.

Toutes ces coupes nous ont présenté d'ailleurs les mêmes modifications histologiques, assez différentes des lésions inflammatoires pour que nous nous soyions crus autorisés à les considérer comme appartenant en propre à la séni- lité normale ; nous avons pris comme type de la description qui suit, celles appartenant aux séniles les plus avancés (quatre-vingt huit, quatre-vingt dix ans), comme présen- tant au plus haut degré, ces modifications évolutionnelles.

Endartère. — Deux caractéres principaux attirent tout d'abord l'attention dans cette couche, même à un faible grossissement. Ce sont : 1° Un épaississement faible mais régulier et constant de cette couche ; 2° l'apparition d'une bande claire située dans la zone profonde de l'endartère à une faible distance de la limitante élastique interne (*s'* fig. 2, Pl. II). Si on analyse en détail les modifications subies par cette tunique, au moyen d'un fort grossissement (oc. comp. 12, obj. E, *Zeiss*), on peut se rendre compte des points où s'est manifesté plus particuliérement le processus sénile. En examinant la coupe, de l'endothélium vers l'extérieur, et comparant avec l'aorte adulte normale, on voit d'abord dans la couche muqueuse (*m.* fig. 2), les cellules de la région profonde affecter une disposition stratifiée, devenir plus nombreuses, aplaties avec des noyaux allongés et se colorant d'une façon plus intense que chez l'adulte.

Dans la couche juxta-musculaire ou formation striée, apparaissent trois zones distinctes par leur coloration et leur structure histologique : 1° La zone interne, en contact avec la couche muqueuse, de coloration un peu plus claire que cette dernière, mais plus foncée que les deux autres, son épaisseur égale environ la moitié de la formation striée tout entière ; à de forts grossissements, on voit que des cellules fixes, aplaties, à noyau allongé et noyées dans un abondant tissu fibrillaire ont remplacé le système de cellules musculoïdes et de lames élastiques de l'état normal *s*. (fig. 2) : 2° la zone moyenne constituée par une bande claire à grandes ondulations et dont l'épaisseur égale environ un sixième de l'épaisseur totale de l'endartère ; dans cette zone *s'* (fig. 2), un examen attentif décèle la présence de nombreuses fibrilles très fines, sensiblement parallèles ou légèrement entrecroisées sous des angles très aigus, ondulées comme la bande claire elle-même et parallèles à sa direction. Ces fibrilles se présentent avec tous les caractères des fibrilles connectives et la zone claire qu'elles constituent se distingue nettement de tout le reste de l'endartère par sa coloration extrêmement pâle, presque nulle, l'absence de noyaux et de tout autre élément coloré.

3° La zone externe, qui est en même temps la couche la plus externe de l'endartère et repose sur la lame élastique interne, présente une coloration rose pâle, moins intense que la zone interne, mais cependant beaucoup plus accusée que la précédente ; elle montre, comme la zone interne, d'abondants faisceaux conjonctifs entremêlés de cellules plates à noyaux allongés qui se sont substitués en grande partie aux éléments élastiques et musculoïdes de la formation striée de l'endartère adulte, *s"* (fig. 2).

Ainsi, dans l'endartère de l'aorte des vieux séniles normaux, se distinguent de dedans en dehors, quatre zones
différentes par leur coloration : La couche muqueuse, la
plus foncée ; la zone interne de la couche striée, un peu
moins foncée que la précédente ; la zone moyenne de cette
même couche à peu près incolore et formant la bande claire
caractéristique ; enfin la zone externe, faiblement colorée
en rose, mais plus pâle que la zone interne. On voit donc,
en résumé, que dans l'endartère de l'aorte sénile, des formations conjonctives sont la cause de l'épaississement régulier que nous avons constaté. La présence de ces formations
ne modifie pas la disposition relative des couches normales;
l'absence de toute trace de travail inflammatoire, cellules
embryonnaires, noyaux jeunes et nombreux, etc., ne
permet pas de les considérer comme résultant d'un processus pathologique.

Tunique moyenne. — Le premier caractère, le plus frap-
pant, qui apparaît dans la structure histologique de la tunique moyenne des aortes séniles, est la fragmentation des
lames élastiques, *le, le* (fig. 2) qui, au lieu d'être continues, ondulées et parfois anastomosées entre elles comme
dans les aortes jeunes et adultes, sont, la plupart du temps,
séparées en tronçons plus ou moins longs, entre lesquels
les éléments du tissu conjonctif sont insinués ; malgré cette
fragmentation, les divers tronçons d'une même lame,
conservent leur orientation primitive et il est facile de
retrouver la direction première de la lame élastique. Quelques-uns de ces fragments élastiques ont encore conservé
une certaine longueur, mais beaucoup d'autres sont très
courts, souvent même réduits à un seul point réfringent,
de telle sorte que, par places, la lame primitive n'est plus
représentée que par une série de petits points ou de petits
traits que leurs caractères optiques ne permettent pas de

5

confondre avec tout autre élément histologique. Parfois on constate en quelques points des lamelles élastiques non encore fragmentées, de fines granulations qui pourraient être interprétées, comme le début du processus de fragmentation. La lame élastique interne n'échappe pas toujours à ce processus destructeur, et la limite qu'elle constitue normalement entre l'endartère et la tunique moyenne, est beaucoup moins nette que dans les aortes jeunes et adultes.

Si l'on examine maintenant les éléments histologiques situés entre les lames élastiques, et que nous savons être représentés à l'état normal, par des cellules musculaires entourées d'un mince stroma connectif, nous verrons tout d'abord, que les noyaux indiquant la présence des éléments contractiles sont devenus plus rares et plus espacés, ce qui s'aperçoit facilement, surtout dans les espaces inter-lamellaires où la coupe a sectionné transversalement ces éléments. En analysant la coupe à de forts grossissements, on voit la prédominance prise par l'élément conjonctif sur l'élément contractile, lequel, suivant sans doute le même processus que dans les artères musculaires, s'est trouvé enserré, puis dissocié et étouffé par la prolifération du cément connectif qui lui sert de trame normalement chez l'adulte.

Tels sont les caractères de la mésartère de l'aorte sénile : 1° Fragmentation des lames élastiques qui conservent cependant leur direction générale ; 2° diminution des éléments contractiles et augmentation des éléments connectifs. Remarquons que nous n'avons signalé en aucun point de cette tunique, la présence de vaisseaux de néoformation plus ou moins récente, comme cela est si fréquent dans les aortites chroniques.

Tunique externe. — A mesure qu'on s'avance vers la tunique externe, les éléments conjonctifs deviennent de

plus en plus prédominants, comme cela existe d'ailleurs
chez l'adulte normal ; la fragmentation des lames élastiques est aussi plus complète. Dans la tunique externe
proprement dite, les petits vaisseaux nourriciers montrent
les mêmes modifications que nous avons signalées dans les
parenchymes. Les artérioles ne présentent point d'endartérite oblitérante ; le tissu conjonctif modelé est tassé tout
autour d'elles, dans la zone de l'adventice, et, dans celles
qui sont d'un calibre suffisant, on reconnaît la délamination
de la tunique moyenne, résultant du processus évolutionnel
sénile.

Telles sont les modifications histologiques que nous
avons observées et que nous considérons comme caractéristiques de l'aorte sénile. Notre description a été faite
d'après l'aorte de séniles normaux d'un âge très avancé ;
en examinant ce même vaisseau chez des séniles moins
vieux, nous avons trouvé les mêmes modifications, mais à
des degrés d'autant moindres que l'individu considéré était
plus jeune. Ainsi, chez un sénile normal de soixante ans,
la bande claire commence à apparaître dans la formation
striée de l'endartère, bien que cette couche soit encore à
peu près intacte dans sa portion externe. Les lames élastiques ne sont que peu ou point fragmentées, mais elles
présentent, en divers points, de fines granulations qui semblent devoir être interprétées comme un commencement
de dégénérescence aboutissant à la fragmentation, à moins
qu'on invoque simplement pour l'expliquer, l'action méca-
nique de l'hyperplasie conjonctive. Enfin, les éléments
connectifs, bien qu'ayant déjà acquis un développement
supérieur à la normale, sont loin d'être aussi nombreux
que dans les aortes des séniles avancés que nous venons de
décrire.

TYPE SÉNILE COMMUN, ARTÉRIO-SCLÉREUX. — Notre intention n'est point d'entrer ici dans les descriptions longues et détaillées des différentes formes que revêtent les aortites chroniques, ce qui serait sortir du cadre que nous nous sommes tracé : notre but est seulement ici, de rappeler en quelques lignes, les caractères principaux des altérations pathologiques de l'aorte sénile, pour mettre mieux en lumière les différences qui les séparent, des modifications que nous venons de décrire en détail et dont nous faisons les caractéristiques histologiques de la sénilité normale.

Nous n'avons donc en vue que les aortites chroniques dues à la manifestation sur l'aorte, de l'artério-sclérose généralisée. Choisissons l'aorte d'un vieillard artérioscléreux, en un point où elle ne présente pas encore de plaques d'athérome, et voyons sur une coupe, quels caractères différentiels généraux elle offre avec l'aorte sénile normale étudiée précédemment.

Il y a d'abord une endartérite manifeste, caractérisée par un épaississement *irrégulier* de l'endartère, énorme en certains points, très faible en d'autres. Ces épaississements sont dus au développement exagéré des éléments conjonctifs de la couche profonde de l'endartère, et c'est à ce niveau qu'apparaîtront bientôt les foyers de nécrobiose qui marquent le début de l'athérome.

Dans la tunique moyenne, les puissantes lames élastiques de l'aorte sont dissociées, désorganisées et même disparues en certains endroits; souvent, on ne voit plus traces d'éléments contractiles, étouffés par l'abondante production fibreuse. De grandes travées irrégulières de tissu conjonctif avec noyaux abondants et diversement ondulées, tantôt obliques, tantôt parallèles aux lames élastiques, sillonnent l'épaisseur de la mésartère, tranchant nettement, par leur coloration rouge, sur le fond jaunâtre des régions où prédomine l'élément élastique. De plus, il n'est pas rare de rencontrer, surtout dans la portion externe de cette tunique, des vaisseaux de néoformation issus de l'adventice et indiquant qu'un processus irritatif est venu s'ajouter au processus d'inflammation lente de l'artério-sclérose.

Dans la tunique adventice, on constate l'épaississement du tissu conjonctif, le tassement des fibres, l'apparition de néoformations vasculaires et surtout, une endo-périartérite des vaisseaux nourriciers (H. Martin) qui fait rarement défaut et qui amène en bien des points, leur oblitération complète. Nous devons faire remarquer, que dans l'aorte comme dans les autres points de l'arbre artériel, ainsi que nous l'avons vu pour les artérioles et les artères musculaires, les modifications qui caractérisent pour nous l'artère sénile, servent de substratum aux divers processus pathologiques classiques, surtout dans les cas où l'altération pathologique a eu un début tardif et une évolution assez lente pour permettre au sujet d'atteindre un âge avancé.

ARTÈRES SÉNILES CHEZ QUELQUES VERTÉBRÉS

Ainsi que nous l'avons dit au début, nous avons complété nos recherches en étudiant les artères séniles sur quelques animaux dont les vaisseaux, fixés immédiatement après la mort, permettent, ce qui n'était pas possible chez l'homme, d'apprécier exactement l'importance des formations secondaires endartérielles qui apparaissent entre l'endothélium et la limitante interne, pendant la sénilité. Nous allons dire en quelques mots, ce que nous avons trouvé d'intéressant à ce sujet.

CHIEN. — Sur des coupes transversales de l'*aorte* thoracique du *jeune chien*, il est facile de voir que l'endothélium parfaitement conservé avec sa vitrée, repose si près de la lame élastique la plus interne, qu'il n'y a pas lieu de distinguer une couche spéciale représentant l'endartère. Dans la tunique moyenne, les lames élastiques d'épaisseur variable, ondulées, mais sensiblement parallèles, se succèdent à des intervalles assez rapprochés, comprenant entre elles, avec des fibres élastiques plus fines, les éléments musculaires nombreux, sectionnés tantôt transversalement, tantôt longitudinalement et reliés par un mince stroma connectif. L'adventice ne présente rien de particulier ; formée de faisceaux conjonctifs ondulés, elle montre des vaisseaux nourriciers un peu différents de ceux de l'homme, en ce que leur tunique musculaire, du moins dans ceux d'un certain calibre, est toujours moins importante que chez ce dernier.

Chez le jeune chien, les artères musculaires ainsi que les grosses artérioles, ne montrent pas traces d'endartère, et l'endothélium, toujours parfaitement conservé, s'applique immédiatement sur une épaisse lame élastique interne ; la tunique musculaire est, comme chez l'homme, constituée par des fibres cellules contractiles reliées par une trame conjonctive, et des fibres élastiques, au moins pour celles d'un certain calibre ; mais on peut dire, d'une façon générale, qu'à l'état normal, cette tunique renferme proportionnellement plus d'éléments conjonctifs et élastiques que chez l'homme. De sorte qu'en examinant chez le chien, des artérioles de plus en plus petites, on voit disparaître la couche musculaire bien plus vite que dans l'espèce humaine ; en d'autres termes, de fines artérioles qui montrent encore chez l'homme des éléments musculaires, ne possèdent plus, à diamètre égal, chez le chien, qu'une tunique adventice, conjonctive appliquée directement sur la paroi endothéliale.

Des coupes également transversales de l'aorte de *chiens très vieux*, morts de vieillesse sans que l'autopsie ait décelé la présence de lésions organiques quelconques, montrent qu'il existe alors, entre l'endothélium bien conservé et la première lame élastique ou limitante interne, une mince couche granuleuse, jaunâtre, d'épaisseur constante et dans laquelle on aperçoit des cellules connectives peu abondantes, légèrement aplaties mais non encore tassées en tissu fibreux.

Dans la tunique moyenne, les lames élastiques ne sont pas fragmentées comme chez les vieux séniles humains, mais elles sont repoussées en tous sens et en bien des endroits elles ont perdu leur parallélisme ; de plus, elles montrent par places, des commencements de dégénérescence granuleuse, probablement premier stade de la fragmentation. Les éléments musculaires interlamellaires sont devenus plus rares comme le montre la rareté des noyaux et, au contraire, les fibres connectives sont plus nombreuses, les dissociant en refoulant les lames élastiques. Le tissu conjonctif devient d'autant plus abondant que l'on se rapproche de la tunique externe ; dans celle-ci, les vaisseaux nourriciers présentent les mêmes modifications que chez l'homme, mais avec prédominance de l'épaississement conjonctif péri-vasculaire surtout dans les petites artérioles qui sont dépourvues de tunique musculaire.

Dans les artères qui présentent normalement une tunique moyenne ou artères musculaires, on n'observe, malgré la sénilité, pas trace d'endartérite, mais les éléments musculaires de la mésartère sont dissociés par le tissu conjonctif régulièrement hyperplasié, comme chez l'homme. Il y a une véritable *délamination* de la tunique moyenne. Nous avons nettement observé ce fait surtout dans les artères coronaires et leurs branches ainsi que dans les rénales et les hépatiques.

Au cours de nos recherches sur les aortes de vieux chiens, nous en avons trouvé plusieurs qui montraient manifestement des traces d'un processus inflammatoire, avec des épaississements conjonctifs irréguliers parfois considérables, en différents points de l'endartère ; la mésartère était sillonnée de travées scléreuses avec de nombreux noyaux embryonnaires et de néoformations vasculaires émanées de l'adventice ; tout cela coïncidant avec des lésions manifestes d'endo-périartérite des vaisseaux nourriciers, ce qui nous met en présence, chez ces animaux, d'une véritable lésion artério-scléreuse de l'aorte, bien distincte par ses caractères, de la modification évolutionnelle que nous avons décrite précédemment et que nous considérons comme due à la sénilité pure sans intervention de processus inflammatoire.

CHAT. — De même que chez le chien, l'aorte du *jeune chat*, sur des coupes transversales, ne montre pas d'endartère appréciable. Les cellules endothéliales bien conservées, semblent reposer directement sur la première lame élastique qui est plus mince que les suivantes et constitue la limitante interne. Dans la tunique moyenne, les lames élastiques sont nombreuses, épaisses et entre elles se trouvent les éléments musculaires qui sont presque tous sectionnés longitudinalement par la coupe, ce qui montre que la disposition de ces éléments est surtout transversale. La tunique adventice est peu épaisse et tranche nettement par sa coloration rose, sur la tunique moyenne à prédominance élastique. Les faisceaux conjonctifs y sont tassés, ondulés et circonscrivent de temps à autre, de petits vaisseaux nourriciers.

Les artères du type musculaire chez le chat, sont, à l'état normal, toujours dépourvues d'endartère et caractérisées par la prédominance des éléments élastiques dans la tunique moyenne qui, à calibre égal, est moins épaisse que chez l'homme. Celle-ci se montre composée de lamelles élastiques fines et ondulées entre lesquelles sont les éléments musculaires ; il y a une limitante élastique externe très nette. A mesure qu'on s'avance vers les artérioles, les éléments élastiques de la tunique moyenne, perdent peu à peu leur importance et celle-ci devient complètement musculaire.

Dans l'aorte du *vieux chat*, on constate facilement comme dans le vieux chien, l'apparition d'une mince couche connective granuleuse avec des noyaux allongés et des cellules étoilées entre l'endothélium et la limitante interne ; en même temps, une abondante prolifération conjonctive a envahi la tunique moyenne surtout dans sa zone interne, les lames élastiques sont disloquées par le tissu conjonctif qui étouffe en même temps les éléments contractiles.

Dans les artères musculaires du chat sénile, pas trace de formation conjonctive entre l'endothélium et la limitante interne ; la tunique musculaire, toujours relativement mince, montre ses lamelles élastiques et ses fibres cellules entourées et dissociées par une production connective plus ou moins abondante selon le calibre du vaisseau et l'épaisseur de la mésartère.

Dans les artérioles séniles, toujours dépourvues d'endartérite, les fibres cellules de la tunique moyenne sont dissociées par la formation connective, exactement comme chez l'homme. La délamination de la mésartère se voit très bien dans les petites artérioles du rein et nous avons dessiné (*a* fig. 5, pl. II) un point de la coupe du rein du vieux chat où cet état est manifeste. Dans cette même coupe, on voit aussi un léger épaississement conjonctif du feuillet externe de la capsule de Bowmann *c* B, fig. 5 ; ainsi que l'épaississement régulier des travées conjonctives qui séparent normalement les divers éléments cellulaires de cet organe. Dans le foie, il y a une condensation considérable des fibrilles connectives autour des capillaires biliaires, ce qui n'existait pas chez le jeune ; enfin les divers points où la coupe rencontre la veine porte ou ses ramifications, montrent, dans la paroi de ce vaisseau, la présence d'éléments connectifs qui n'existent pas chez le jeune.

La tunique adventice, chez le vieux chat comme chez le vieux chien, est considérablement épaissie et d'une façon régulière ; cette hypertrophie conjonctive de la tunique externe, s'observe au plus haut degré dans la rate sénile de ces animaux.

En résumé, chez le chien et chez le chat, la sénilité se manifeste sur l'aorte, par l'apparition d'une couche connective régulière sous-endothéliale, d'une endartère, et par l'hyperplasie connective régulière et non inflammatoire de la tunique moyenne, étouffant les éléments contractiles et bouleversant l'arrangement des fibres élastiques. Sur les artères musculaires et les artérioles, l'hyperplasie connective se produit surtout dans la tunique moyenne où elle amène la dissociation régulière des éléments contractiles et la délamination de la mésartère, comme nous l'avons observé chez l'homme.

Poissons. — Ayant eu l'occasion de nous procurer deux poissons extrêmement gros du genre *Esox* (Brochet), dont l'un pesait plus de trois kilogrammes et l'autre près de huit kilogrammes, nous avons fait des coupes, après fixation, dans leur bulbe aortique, afin de rechercher si, chez ces vertébrés inférieurs, la longue durée de l'existence prouvée par leur dimension considérable, avait exercé une action quelconque sur la structure de leurs parois vasculaires, comme nous l'avons vu chez les vertébrés d'organisation plus élevée.

Notre examen s'est porté plus particuliérement sur les grosses artères nourriciéres du bulbe. Celles-ci montrent nettement chez les jeunes du même genre, une lame élastique interne servant directement d'appui à l'endothélium parfaitement conservé, une tunique moyenne composée de fibres musculaires transversales et longitudinales serrées et disposées en couches concentriques ; enfin, une tunique adventice formée de faisceaux conjonctifs ondulés avec des capillaires et des espaces lymphatiques.

Ces mêmes artères examinées comparativement chez les vieux sujets, nous ont montré que l'endothélium et la lame élastique n'étaient nullement modifiés ; aucune formation connective n'apparaît entre ces deux couches ; mais, dans la tunique moyenne, les éléments musculaires, dans les deux couches, sont manifestement séparés par une trame connective d'épaisseur faible mais uniforme : *mt ml*, (fig. 6, Pl. II). L'adventice est, de même, épaissie par augmentation des fibres connectives qui se tassent en zones concentriques autour des petits capillaires *c c'* dont l'endothélium est parfaitement intact.

C'est donc, en somme, par un même processus d'hyperplasie de l'élément connectif interstitiel, que se manifeste la sénilité sur les artères de ces animaux.

CHAPITRE III

L'ARTÉRIO-XÉROSE ET SON INTERPRÉTATION

Nous venons de terminer l'énoncé des modifications qu'une analyse histologique minutieuse nous a permis de rencontrer dans l'examen de nos coupes d'artères de vieillards. Il ressort de cette description, que dans les différents types d'artères séniles, on rencontre un ensemble de modifications dont les caractères communs autorisent la constitution d'un type histologique nettement défini ; comme il est en outre facile de constater que, dans la constitution de ce type, il n'entre aucun des éléments ordinairement interprétés en anatomie pathologique comme représentant le reliquat d'un travail inflammatoire, nous pensons qu'il est rationnel de considérer ces modifications comme résultant d'un processus évolutionnel.

C'est à la démonstration de cette proposition que nous allons consacrer ce chapitre, et nous croyons bien faire en résumant rapidement les caractères histologiques que nous avons exposés en détail au chapitre précédent ; ils constituent la base indispensable de notre discussion.

Chez le sénile normal, nous avons caractérisé les *arté-rioles* : *a* par l'absence d'endartérite ; *b* par la dissociation des éléments musculaires de la mésartère, au moyen de travées connectives amenant une délamination de cette couche; *c* par un épaississement régulier de l'adventice.

Les *artères du type musculaire* sont caractérisées: *a* par un léger épaississement de l'endartère sans traces de processus inflammatoire ; *b* dans la tunique moyenne, par un épaississement conjonctif sous la limitante interne, une raréfaction des fibres cellules avec augmentation de la trame connective qui les supporte normalement, et une condensation des lames élastiques vers la limitante externe avec diminution des fibres cellules ; *c* dans l'adventice, par une augmentation de l'élément connectif avec fragmentation des lames élastiques.

L'*aorte* présente les modifications suivantes : *a* épaississement de l'endartère constant et régulier par l'apparition de formations connectives à prédominance cellulaire dans la portion supérieure et inférieure de la couche juxta-musculaire et fibrillaire dans la portion moyenne de cette même couche où elles constituent une ligne claire bien caractéristique ; *b* dans la tunique moyenne, fragmentation des lames élastiques et raréfaction des éléments musculaires par hyperplasie conjonctive ; *c* dans l'adventice, tassement des éléments des faisceaux conjonctifs et modifications séniles des vaisseaux nourriciers.

En somme, si nous cherchons à synthétiser les différentes modifications que nous avons observées dans les diverses sortes d'artères, nous voyons qu'on peut rapporter les diverses modalités de ce processus à un type unique défini par les trois caractères suivants :

1° *Hypergénèse du tissu conjonctif, partout où il en existe normalement ;*

2° *Conservation, malgré cette hypergénèse, des rapports relatifs des divers éléments constitutifs de l'organe;*

3° *Absence de tout caractère inflammatoire, susceptible d'être invoqué pour expliquer cette hypergénèse.*

Si en effet, on considère les coupes d'artérioles séniles normales que nous avons représentées dans les figures 2 et 3 pl. I, il est facile de voir que l'hypergénèse conjonctive qui caractérise surtout ces coupes, ne présente aucun des signes propres aux formations conjonctives issues des processus inflammatoires, cellules jeunes, éléments migrateurs, noyaux embryonnaires nombreux, etc., le nombre des noyaux n'est pas plus considérable que chez le jeune pour une surface conjonctive égale ; de plus, les noyaux sont aplatis ou triangulaires, allongés, en un mot, présentent tous les caractères de ceux des cellules conjonctives normales. Au point de vue purement histologique, on peut donc dire que l'hypergénèse conjonctive est due à l'apport de nouveaux éléments conjonctifs parmi lesquels dominent surtout les éléments dérivés, fibres connectives principalement, car si on examine le tissu hyperplasié à de forts grossissements, on voit que ce sont surtout les fibrilles connectives qui entrent pour la plus large part dans la constitution de l'hyperplasie. Ce type de tissu conjonctif sénile est réalisé au plus haut point dans la bande claire de l'aorte sénile.

Quel que soit d'ailleurs le vaisseau sénile considéré, artérioles, artères à type musculaire (fig. 4, Pl. II) ou aorte (fig. 2, Pl. II), nous retrouvons partout dans le tissu conjonctif hyperplasié, ce caractère fondamental que nous venons d'analyser, l'absence de toute manifestation inflammatoire dans sa production, caractérisée par l'absence d'éléments embryonnaires et la prédominance des éléments fibrillaires dans sa constitution histologique.

Ainsi dans l'artère à type musculaire représentée dans la

fig. 4, le tissu conjonctif hyperplasié est caractérisé dans la mésartère, par la prédominance des fines fibrilles connectives inter-musculaires, et, dans la zone externe de cette même tunique, par la prédominance des lamelles élastiques, encore éléments dérivés du tissu conjonctif primordial ; dans la tunique externe, c'est encore l'élément fibreux qui domine, mais jamais, dans toutes ces productions hyperplastiques, il n'y a traces d'éléments jeunes, sceau d'un processus inflammatoire ou irritatif.

Dans l'endartère de l'aorte, il y a une hyperplasie conjonctive assez importante pour amener un léger épaississement général de toute la tunique, mais si nous cherchons à analyser les éléments qui entrent dans la constitution de ces néoformations conjonctives, nous voyons de suite que la prédominance est acquise aux formations fibreuses ; ce sont les fibres connectives qui, prédominant dans la zone moyenne de la couche juxta-musculaire, forment cette bande claire si caractéristique de l'endartère des vieux séniles non pathologiques, bande dans laquelle en effet, les plus forts grossissements décèlent uniquement la présence de fines fibrilles connectives entrecroisées. Ces mêmes fibrilles ont amené l'hypertrophie des deux autres zones de la même tunique, mais là, leur prédominance n'est pas telle, qu'elles aient fait disparaître les autres éléments histologiques, comme dans la bande claire médiane ; il reste en effet, surtout dans la zone supérieure, quelques éléments musculoïdes, fortement comprimés, ainsi que des cellules connectives que leurs noyaux rendent bien visibles ; de même, dans la zone inférieure, quelques cellules connectives se voient encore au milieu du tissu fibrillaire, mais les éléments musculoïdes semblent déjà avoir complétement disparu.

Dans la tunique moyenne du même vaisseau, l'hyperplasie connective qui a envahi les espaces interlamellaires, finissant par amener la dégénération puis la fragmentation des lames élastiques, est encore toute fibrillaire ; on voit les faisceaux qui s'ondulent et s'enchevêtrent à travers les éléments élastiques et musculaires sans que l'on constate jamais de traînées linéaires, ou d'amas de noyaux jeunes et de cellules embryonnaires, si caractéristiques des lésions des aortites chroniques ; les noyaux des cellules conjonctives normales sont même très rares ; les mêmes caractères s'observent dans le tissu conjonctif hyperplasié de la tunique externe, tassé surtout autour des vaisseaux nourriciers. En quelque endroit qu'elle soit considérée, cette hypertrophie ne présente jamais les caractères des productions, ou des néoformations inflammatoires. Il n'est donc pas possible, croyons-nous, d'invoquer un processus inflammatoire ou irritatif pour expliquer cette hyperplasie générale connective, puisque celle-ci ne présente, en quelque point qu'on la considère, aucun des caractères propres aux tissus de sclérose.

Recherchons maintenant quels sont les points, dans les différents types d'artères étudiées, où se produit l'hypergénèse conjonctive dont les caractères histologiques et évolutionnels viennent d'être exposés :

Dans les petites artérioles, elle n'apparaît point en dedans de la limitante interne ; or nous savons que dans ces petits vaisseaux, chez l'adulte normal, l'endothélium repose directement sur la lame élastique sans interposition connective. Au contraire, dans les grosses artérioles, et dans les artères musculaires, où à l'état adulte normal, l'endartère comporte une formation conjonctive plus ou moins complexe, nous voyons déjà apparaître, quoique faiblement il est vrai, l'hypergénèse conjonctive, dont le résultat sera d'amener une faible mais constante augmentation d'épaisseur de l'endartère. Mais c'est surtout dans l'endartère

6

de l'aorte où normalement les formations connectives acquièrent le plus grand développement, que nous voyons se produire, à son maximum, l'hypergénèse conjonctive. C'est d'abord dans la couche muqueuse, cette hyperplasie avec prédominance de cellules à noyaux allongés et disposition des éléments en couches stratifiées ; puis dans les portions supérieures et inférieures de la couche juxta-musculaire, où des cellules fixes, aplaties à noyau allongé et noyées dans un abondant tissu fibrillaire, ont remplacé le système musculoïde et élastique de l'adulte ; enfin et surtout dans la zone moyenne de cette même couche juxta-musculaire, où l'élément fibrillaire connectif domine, et suffit à lui seul pour former la bande claire que nous avons signalée plus haut.

En étudiant de la même façon, la répartition topographique de l'hyperplasie conjonctive dans la tunique moyenne, ou zone musculaire des artères, on voit, dans les petites comme dans les grosses, que l'élément connectif s'est développé entre les éléments contractiles qu'il écarte les uns des autres en s'insinuant entre eux, diminuant ainsi certainement, leur action synergique (fig. 2 et 3, Pl. I ; fig. 4 Pl. II). Or nous savons qu'à l'état normal, chez l'adulte, le tissu conjonctif, comme l'a dit Sappey, se comporte dans la tunique musculaire des artères, comme dans les muscles à fibres lisses ; il forme une fine trame dont le rôle est de relier les éléments contractiles et les faisceaux qu'ils constituent ; il est surtout représenté ici par des fibrilles extrêmement ténues que Robin et Gimbert entrevirent tout d'abord et considérèrent comme une substance homogène qu'ils décrivirent sous le nom de *substance amorphe ;* ce n'est que plus tard, que Sappey reconnaissant sa véritable nature, le décrivit comme constitué par des fibrilles connectives très fines. L'hyperplasie connective s'est donc

produite encore ici dans les points où ce tissu existe
normalement, c'est-à-dire entre les éléments musculaires,
transformant ainsi la fine trame, presque imperceptible
chez le jeune et l'adulte, en un réseau manifestement
apparent à cause de sa plus grande épaisseur. Il en est
de même dans la tunique adventice que l'on sait être
normalement constituée, en majeure partie, par du tissu
conjonctif.

C'est surtout l'examen de cette hypergénèse conjonctive
de la tunique adventice dans les artérioles, qui montre bien
qu'elle se produit lentement et régulièrement sans modifier
les rapports relatifs des divers éléments constitutifs de
l'organe. Ainsi, autour de l'adventice hypertrophiée des
artérioles du myocarde sénile, les éléments musculaires du
cœur $m\ m$ (fig. 3, Pl. I) conservent leur même disposition
relative que dans la fig. 1. Ils sont simplement plus éloignés
de la lumière du vaisseau ; mais, au point de vue de leur
arrangement, rien n'est modifié, pas un n'est disparu ; les
travées conjonctives normales T (fig. 1, Pl. 1) ainsi que les
trabécules t (fig. 1) se sont également épaissies, mais
toujours d'une façon faible et régulière qui n'a modifié en
rien l'arrangement anatomique des éléments constituants
t et T (fig. 2 et 3, Pl. I) ; Il est évident qu'on ne peut pas
assimiler cette hypergénèse évolutionnelle à l'hypergénèse
de la sclérose, dont les productions fibreuses, s'irradiant en
divers sens et suivant ordinairement les vaisseaux, étouffent
et détruisent tous les éléments qui se trouvent sur leur
passage (fig. 4, Pl. I).

Dans la mésartère, les productions conjonctives évolutionnelles, dissocient, il est vrai, les éléments contractiles,
mais cette dissociation est régulière et tous les éléments
sont en réalité séparés par des quantités sensiblement
égales de tissu interstitiel, de sorte qu'en somme, les

rapports relatifs de tous les éléments entre eux, ne sont pas modifiés ; dans l'aorte, les lames élastiques finissent bien, comme nous l'avons montré, par se fragmenter, mais il est un fait digne de remarque, c'est que les fragments conservent encore leur orientation primitive, malgré l'abondance du tissu fibrillaire qui s'insinue entre elles et entre les éléments musculaires.

Au contraire, lorsque les scléroses atteignent la mésartère, c'est par des travées conjonctives épaisses, désorganisant des segments entiers de la tunique moyenne avec souvent, des néoformations vasculaires, que se manifeste le processus pathologique qui n'a rien de comparable avec ce que nous avons appelé la délamination de la tunique moyenne, et qui caractérise le processus évolutionnel sénile.

Enfin, dans la tunique interne des grosses artères, les formations conjonctives séniles que nous considérons comme évolutionnelles et normales, se développent d'une façon constante et régulière, amenant lentement un faible épaississement de cette tunique, sans phénomènes inflammatoires ni aucun bouleversement des couches qui constituent normalement l'endartère ; il nous semble impossible de les confondre avec les productions bourgeonnantes, irrégulières et riches en noyaux des endartérites pathologiques, productions auxquelles, leur action profondément désorganisante, a valu le nom justement mérité, d'endartérites déformantes.

De notre description anatomique et des considérations dont nous avons cru devoir la faire suivre pour l'interpréter, il résulte qu'on peut résumer, par un mot, l'ensemble des modifications de texture que présentent les artères séniles : *épaississement des éléments conjonctifs*. C'est l'explication de ce développement d'un des éléments, à l'exclusion de tous les autres, que nous devons rechercher et que nous allons développer maintenant, pour répondre à la question que nous avons posée comme titre de ce travail : modifications de texture des artères séniles et leur génèse.

Nous avons, à chaque instant, eu l'occasion de faire ressortir, au cours de cette étude, combien les modifications de l'artère sénile normale étaient différentes du type pathologique classiquement connu ; nous ne pourrons donc invoquer, pour les expliquer, qu'une hypothèse laissant de côté une interprétation purement pathologique ; d'ailleurs la description anatomique que nous en avons faite, est en accord avec la théorie évolutionnelle qui se caractérise anatomiquement par la *Xérose* (¹).

Par le terme Xérose, le Dr Boy-Teissier a indiqué qu'il fallait entendre une production conjonctive pouvant amener un épaississement des tissus et présentant cette différence sur la sclérose, que, dans celle-ci, le tissu conjonctif est nettement d'origine inflammatoire, tandis que dans la première, il résulte uniquement d'une hypergénèse des éléments conjonctifs préexistants dans l'organe ; il a donné de cette formation conjonctive, une théorie reposant sur des notions de biologie que nous croyons devoir exposer.

Pour cet auteur, l'hypergénèse conjonctive chez le vieillard, en dehors des scléroses pathologiques avérées, est un phénomène de sénescence et non une manifestation pathologique. Nous avons résumé, au début de ce travail, la théorie de la sénilité, telle qu'il l'a exposée dans ses leçons, nous n'avons pas à y revenir ici ; nous retiendrons seulement que, par sénescence, il faut entendre la période pendant laquelle l'individu fait sa sénilité, c'est-à-dire la

(1) Boy-Teissier, *Leçons sur les Maladies des Vieillards* (O. Doin, 1894).

période pendant laquelle les tissus hautement différenciés épuisent progressivement leur coefficient de résistance vitale, tandis que les éléments moins différenciés, conservant plus longtemps leur énergie vitale, l'emploient à proliférer et tendent de plus en plus à se substituer aux éléments nobles, proportionnellement au degré d'amoindrissement qu'ils auront subi.

On voit donc l'importance, au point de vue anatomique, qui va échoir au tissu conjonctif dans les modifications qui deviendront les caractéristiques de la sénilité. De tous les tissus de l'économie, c'est le moins différencié et le moins spécialisé ; c'est par conséquent celui qui sera doué du plus grand coefficient de résistance, et, lorsque sous l'influence de l'âge progressivement croissant, les éléments les plus différenciés, les éléments nobles comme on dit, seront mis peu à peu hors d'état de fonctionner, par amoindrissement sénile déterminé par l'atrophie ou la dégénérescence, il se mettra alors à proliférer pour combler les vides laissés par la diminution de ces éléments.

Or, à part l'endothélium, l'artère est essentiellement composée d'éléments musculaires et conjonctifs.

La cellule musculaire comme l'a montré Roule ([1]), a subi une évolution assez intense au cours de laquelle l'élément protoplasmique primitif, a cédé la place à l'élément contractile secondaire apparu d'abord à la périphérie de la cellule primitive ; le tissu conjonctif, au contraire, n'a subi qu'une évolution faible en rapport avec son rôle de tissu de soutènement. Ces deux tissus, musculaire et conjonctif, de différenciation très inégale, auront également un pouvoir d'amorce

(1) Roule, *Structure et développement du tissu musculaire*, Thèse de Paris, 1891.

(Sabatier) très inégal. La cellule musculaire, plus différenciée, aura employé la plus grande partie de son pouvoir d'amorce pour sa spécialisation, ce qui diminuera d'autant sa résistance vitale ; elle s'usera donc plus vite et tendra à disparaître. Le tissu conjonctif qui n'a, au contraire, subi qu'un faible degré d'évolution, ne pourra pas refaire du tissu musculaire pour remplacer celui qui s'use, mais il pourra encore constituer du tissu conjonctif semblable à lui. Dès lors, son augmentation croîtra en raison inverse de la diminution de l'élément musculaire, et partout où la fibre différenciée épuisée par son fonctionnement, tendra à disparaître, le tissu conjonctif continuant à se développer, comblera les vides laissés par les éléments spécialisés progressivement amoindris. « Cette hypergénèse conjonctive sera lente et générale, puisque sa cause tient, non pas à une lésion primitive et brusque d'un organe ou d'une portion d'organe, mais à un processus général ; son abondance ne sera pas extrême, car l'amoindrissement de la fibre musculaire est peu appréciable ; enfin, elle sera régulière quoique plus marquée en certains points, puisque le tissu conjonctif s'hyperplasie proportionnellement à la quantité qui en existe dans la structure de l'organe adulte où il possède une inégale répartition, étant en effet très abondant dans la tunique adventice et au contraire réduit à une trame extrêmement mince dans l'interstice des éléments contractiles ». (Sesquès).

Ainsi s'expliquent les caractères de la prolifération conjonctive que nous avons trouvée dans les artères séniles ; elle doit, sous l'influence de l'évolution sénile, se produire partout où ce tissu existe normalement quelque fine que soit la trame qu'il constitue en certains points à l'état normal. C'est ainsi que nous avons démontré sa présence dans l'adventice, dont elle produit l'hypertrophie, dans la mésartère qu'elle délamine et dans l'endartère des grosses artères, qu'elle épaissit faiblement, mais d'une façon régulière.

L'hypergénèse conjonctive dans le système artériel du vieillard normal, présente ainsi tous les caractères d'une modification évolutionnelle et non pas d'un processus pathologique. Nous sommes donc autorisé à dire qu'elle relève en somme du processus de Xérose, comme le montrent sa généralisation, sa répartition et sa genèse, et nous pensons qu'il y a lieu de désigner sous le nom d'*Artério-Xérose*, la manifestation de la Xérose sur le système artériel, manifestation évolutionnelle, normale, inéluctable, qui s'oppose à l'*Artério-sclérose*, manifestation pathologique, anormale, contingente et qui est loin d'être la règle au moins dans les sénilités moyennes. Tandis qu'on peut définir l'artério-sclérose par les caractères connus des hyperplasies connectives résultant des processus inflammatoires ou irritatifs, noyaux embryonnaires, productions fibreuses irrégulières et désorganisantes, localisation en certains points malades les autres étant intacts, l'artério-xérose au contraire, se spécifie bien nettement,

1° Par sa généralisation à la totalité de l'arbre artériel ;

2° Son uniformité de répartition ;

3° Son absence de toutes traces d'inflammation ;

4° Son innocuité vis-à-vis des tissus voisins qui ne sont jamais modifiés, ni désorganisés comme dans la sclérose.

Au point de vue anatomo-pathologique pur, les deux lésions sont donc bien distinctes ; mais il n'en est pas de même au point de vue clinique. On rencontre trop souvent, en effet, chez le vieillard, les deux modifications concomitantes, pour que nous n'insistions pas particulièrement sur les résultats de cette double évolution, que l'esprit prévenu dégage aisément. Ces résultats sont variables avec l'intensité et la rapidité des deux processus et nous avons montré dans le chapitre II, les différents types de combinaisons qu'il est possible d'observer, chez les séniles communs, de ces deux modifications normale et pathologique, dans les différentes artères. En se plaçant à un point de vue plus général, on peut concevoir deux grandes modalités, suivant lesquelles se manifeste le double processus sur le système artériel sénile.

1° De bonne heure, le processus pathologique (sclérose) prend le dessus et ses productions inflammatoires, ne permettent plus de distinguer dans l'artère sénile, les éléments caractéristiques de la xérose (processus évolutionnel normal) ;

2° Les deux processus, sclérose et xérose, marchent de pair et lentement, ou bien le processus pathologique devient prépondérant mais seulement à un âge avancé, de sorte que dans le système artériel d'un tel sénile, un examen attentif permet de reconnaître la modification xéreuse servant de substratum à la lésion pathologique.

Cette dernière modalité est celle qu'on observe le plus fréquemment, et on peut dire qu'elle représente le type de l'artère du vieillard commun, du vieil artério-scléreux.

Le type xéreux pur reste donc extrêmement rare, surtout si on veut rechercher sa réalisation complète dans un seul et même individu. Ce n'est qu'en s'adressant à un certain nombre de vieillards aussi irréprochables que possible au point de vue des antécédents héréditaires et surtout personnels, que l'on pourra arriver, en prenant à chacun d'eux la portion intacte, à concevoir et à définir, un sénile idéal dont tous les points du système artériel soient purement et simplement modifiés par l'involution sénile, sans l'intervention pathologique. Quoiqu'il en soit, un examen attentif, permettra toujours, chez un sénile avancé même en possession d'une artério-sclérose manifeste, de constater dans les points qui ne sont pas atteints, les modifications relevant de l'artério-xérose.

C'est précisément la rareté de ce type purement xéreux, qui a fait que les auteurs, interprétant insuffisamment la modification xérose, ont signalé des altérations qu'ils ont toujours regardées comme pathologiques et relevant de l'artério-sclérose, dans les artères de tous les vieillards qu'ils ont étudiés.

RÉSUMÉ

—

En dehors des altérations pathologiques des artères, que l'on considère actuellement comme caractéristiques de la sénilité, il existe des modifications se produisant normalement sous l'influence de la vieillesse : modifications constantes, évolutionnelles et en rapport avec l'âge ; il en résulte dans la structure histologique de l'artère, des changements de texture variant avec la composition normale du vaisseau adulte, et partant, avec l'animal considéré.

Ces modifications ne doivent pas être confondues avec les scléroses artérielles pathologiques, bien qu'elles aient pour caractère fondamental, l'hypergénèse conjonctive ; elles s'en distinguent par leur répartition, leur mode de développement et leur action physiologique.

Pour distinguer la modification évolutionnelle de la lésion pathologique, le docteur Boy-Teissier dans sa conception de la sénilité en général, appelle *Xérose* cette hypergénèse conjonctive considérée dans l'ensemble de ses manifestations sur l'organisme sénile, je proposerai donc de distinguer sous le nom d'*Artério-Xérose*, la modification imprimée par la sénilité au système artériel.

Les caractères de cette Artério-Xérose sont constants
pour une même espèce. Chez l'homme et les vertébrés
étudiés elle se manifeste :

1° Dans les capillaires, par un simple épaississement de
l'enveloppe conjonctive périvasculaire sans altérations
endothéliales ;

2° Dans les artérioles, par l'épaississement régulier et
constant de la tunique adventice conjonctive, et par la *délamination* de la tunique contractile ; cette délamination
consiste dans le développement hyperplasique de la trame
connective entre les cellules musculaires de cette couche,
de sorte que les éléments contractiles sont dissociés et finalement atrophiés par la production fibreuse régulièrement
croissante ; quant à la tunique interne de ces petites artères,
elle n'est pas modifiée, bien que parfois, la limitante interne
montre des commencements de dégénérescence ;

3° Dans les artères musculaires qui présentent une endartère distincte, on observe, en plus de la modification des
tuniques externe et moyenne que nous avons signalée dans
les artérioles, un épaississement faible, constant et régulier
de l'endartère, dû à une hyperplasie de l'élément fibrillaire
connectif, dans la couche juxta-musculaire de la tunique
interne, épaississement qui se produit d'ailleurs sans aucune
manifestation inflammatoire ;

4° Dans l'aorte de l'homme, l'artério-xérose se caractérise : *a* par un épaississement constant et régulier de l'endartère, dû à une hypergénèse fibreuse qui se manifeste
dans la zone profonde de la couche muqueuse et surtout
dans la zone moyenne de la couche striée où elle forme une
bande claire caractéristique, enfin dans la zone profonde
de cette même couche; *b* par la fragmentation des lames
élastiques de la tunique moyenne et une hyperplasie con-

jonctive qui étouffe et raréfie les éléments contractiles inter-lamellaires, *c* par l'artério-xérose des vaisseaux nourriciers dans la tunique adventice.

Chez les vertébrés qui à l'état normal (jeune et adulte) ne montrent pas à proprement parler d'endartère, c'est-à-dire ceux chez lesquels l'endothélium aortique repose directement sur la lame élastique interne, l'artério-xérose se manifeste par l'apparition d'une zone conjonctive sous-endothéliale, d'épaisseur constante et uniforme, proportionnelle à l'âge de l'animal. Dans la mésartère, l'hypergénèse fibrillaire est constante et prédomine surtout dans sa partie la plus interne avec raréfaction des cellules contractiles et bouleversement des lames élastiques. Enfin dans l'adventice on observe, comme chez l'homme, la xérose des vaisseaux nourriciers.

En se rappelant les caractères de la xérose artérielle, généralisation à la totalité de l'arbre artériel, uniformité de répartition, absence de toute trace d'inflammation, innocuité vis-à-vis des tissus voisins, on voit qu'il est impossible de confondre, au point de vue anatomo-pathologique, ce changement de texture, avec la sclérose qui se reconnaît toujours : à une endartérite ou endartériolite constante, c'est-à-dire à un épaississement conjonctif irrégulier en dedans de la limitante interne avec nombreux noyaux jeunes au moins au début, à une mésartérite assez rare représentée par des travées fibreuses, irrégulières, dissociantes, à une périartérite avec productions fibreuses irrégulières souvent énormes, dissociant sur son bord externe les éléments nobles de l'organe considéré en envoyant en divers sens des travées scléreuses destructives, enfin à une endo-périartérite des petits vaisseaux nourriciers (H. Martin).

Avec ces éléments de comparaison, la distinction devient facile entre l'artério-sclérose, état pathologique, et l'artério-xérose, résultant du processus évolutionnel normal, de l'involution sénile des auteurs. Mais, ordinairement, ces deux processus sont réunis et il est extrêmement rare, si non impossible, de rencontrer un vieillard surtout très âgé, dont le système artériel soit purement xéreux, sans traces de sclérose ; ce serait le sénile idéal ; il est de règle, au contraire, de rencontrer des vieillards xéreux chez lesquels le processus de sclérose évolue avec une intensité variable depuis plus ou moins longtemps.

Par conséquent, on se trouvera le plus souvent en présence de lésions combinées résultant du double processus évolutionnel et pathologique, à l'examen d'un système artériel sénile. Selon les antécédents du vieillard, ce sera l'un ou l'autre de ces processus qui prédominera et l'individu aura son système artériel plus ou moins scléreux ; mais, à coup sûr, il sera toujours forcément xéreux et l'artério-xérose sera d'autant plus prononcée que la sénilité sera plus avancée.

C'est donc d'abord chez des vieillards peu âgés et bien entendu, indemnes d'affections chroniques, qu'il faut commencer l'étude de la xérose artérielle ; il faut ensuite la poursuivre chez des sujets de plus en plus vieux, mais aussi peu entachés que possible, d'artério-sclérose, c'est-à-dire, chez ces rares vieillards qui conservent, malgré leur grand âge, l'équilibre parfait de toutes leurs fonctions ; chez ceux-là seulement, on pourra espérer trouver les caractères anatomiques purement évolutionnels ou tout au moins associés à un minimum de lésions pathologiques.

C'est ce que nous nous sommes efforcés de faire dans le travail que nous venons de présenter, nous estimant heureux si, malgré les lacunes qu'il présente, nous avons pu contribuer pour notre modeste part à la connaissance encore si imparfaite et trop longtemps négligée, de l'involution sénile.

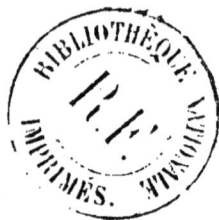

INDEX BIBLIOGRAPHIQUE

ANDRAL, Anatomie pathologique, t. II, p. 350. *Paris*, 1829.

BONNEMAISON, De l'artérite chronique et des indur. artér., 1874.

BOUCHARD, Traité de médecine. Artérite, t. V.

BOUILLAUD, Traité des fièvres dites essentielles. *Paris*, 1826. — Du même, l'Art. artérite du Dict. de médecine et de chirurgie pratique.

BOY-TEISSIER, Foie sénile. *In Rev. de Médecine*, 1886.

BOY-TEISSIER, Pathogénie des artérites. *Congrès de Marseille*, 1891.

BOY-TEISSIER, Leçons sur les maladies des vieillards. *Doin*, 1892.

BROUSSE, Involution sénile. *Thèse agrég. Paris*, 1886.

CANSTADT, Die Krankheiten des hoheren Alters.

CORNIL ET RANVIER, Traité d'anatomie pathologique. *2me édition*.

CRELL, De arteria coronaria instar ossis indurata obs in HALLER. Disputat. ad morbor. hist. *tome II, n° 46, page 565. Lausanne*, 1737.

CROCQ fils, *Gazette hebd. de méd. et de chirurgie* n°s 44, *29 oct. 1892*, et 45, *5 nov. 1892*. Nature et traitement de l'angine de poitrine, *juillet 1892. Bruxelles*.

CROCQ fils, De l'unité de la diathèse, sa nature, ses formes, ses diverses transformations.

DEBOVE, Manuel de médecine, t. II.

DECHAMBRE, Dict. de médecine. Art. Artère, 1re série, t. VI.

DEMANGE, Etude clinique et pathologique sur la vieillesse.

DUPUYTREN, *Gazette médicale de Paris*, 1832.

FASCE LUIDGI, Istologia del art. et del vene degli animali vertebrali, 1865.

FRANCK J.-P., De curandis hominum morbis epitome. *Manheim*, 1792.

GIMBERT, Mémoire sur la structure et la texture des artères. *Journal d'Anat. et de Phys.*, t. II, 1865.

GUÉNEAU DE MUSSY, Clinique Médicale.

GULL ET SUTTON, Médico-Chirurgical-Transaction, 1872.

HOGDSON, Essay on diseases of the Arteries and veins. *Londres*, 1811, *Paris*, 1819.

HUCHARD, Artérites chroniques et artério-sclérose. *Gaz. hebd. méd. et chir.*, 1892.

Jaccoud, Dictionnaire. — Artères, t. III.

Laennec, Traité de l'auscultation médiate, t. III. *Paris,* 1835.

Lancereaux, Anat. path.

Lobstein, Anat. path. t. II. *Paris,* 1835.

Martin H., *Revue de médecine,* 1881.

Monro, On the coats of the arteries their diseases and particularly aneurism. *In Edinburg médical essays,* 1743.

Morgagni, De sedibus et causis morborum. *Epist.* XXIII, XXVI et XLVI, 1764.

Peter, Clinique médicale, 1880.

Pinel, Nosographie philosophique, t. I. *Paris,* 1813.

Ranvier, Traité d'histologie normale *(dernière édition).*

Ranvier et Cornil, Contrib. à l'histologie normal. et path. de la tunique int. des artères. *Arch. de Phys.,* 1868.

Renault, Note sur l'anat. gén. de l'endartère. *Soc. de Biologie,* 1878. *Gaz. méd.,* 1878.

Rigot et Trousseau, Recherches nécrologiques sur quelques altérations que subissent après la mort, les vaisseaux sanguins, les poumons, etc., à l'état sain. *In archives gén. de médecine, t. XII et t. XIII. Paris,* 1826.

Ch. Robin, Sur la structure des artères et leur altération sénile. *Gaz, méd. Paris,* 1849.

Roche, Comptes-rendus de l'Académie. *In arch. gén. de méd., t.* XXII. *Paris,* 1830.

Rokitansky, Ueber einige der vichtigsten Krankheiten der arterien, 1852.

Sabatier, Essai sur la vie et la mort.

Sappey, Anatomie descriptive *(dernière édition).*

Sasse, Diss. de vas. sang. infl., 1797.

Schmuck, Diss. de vasorum sanguiferorum inflammation. *Heidelberg,* 1793.

Sesquès, Contribution à l'étude du cœur sénile. *Th. Montpellier,* 1894.

Stroganow, Rech. sur l'orig. des éléments cellulaires dans l'endartérite de l'aorte, 1876.

Thérèse, Etude anatomo-pathologique et expérimentale des Artérites secondaires aux maladies infectieuses. *Thèse Paris,* 1893.

Vialleton, Contributions à l'étude de l'endartère. *Thèse de Lyon,* 1885.

Virchow, Virchow's cellular Pathologie.

PLANCHE I

Pour toutes les figures :

T	Travées normales de tissu conjonctif.
t	Trabécules normales de tissu conjonctif.
li	Membrane limitante interne.
tm	Tunique moyenne à cellules musculaires.
te	Tunique externe conjonctive.
m	Fibre musculaire du cœur avec son noyau.

FIG. I. — Coupe transversale d'une artériole du myocarde d'un cœur normal adulte (oc. comp. 12 — Obj. E. Zeiss).

FIG. II. — Artériole du myocarde dans la sénilité normale

fm	Fibres cellules musculaires de la tunique moyenne légèrement dissociées par du tissu conjonctif.
m'	Fibre musculaire du cœur ayant subi un commencement de dégénérescence.

FIG. III. — Artériole du myocarde chez un très vieux sénile normal sans lésions pathologiques.

fm	Fibres cellules musculaires de la tunique moyenne complètement dissociées par le tissu conjonctif.
c	Capillaire avec péri-capillarite.

FIG. IV. — Artériole du myocarde d'un cœur scléreux avec lésions pathologiques de péri et d'endartérite.

c	Capillaire oblitéré par le processus inflammatoire.
T'	Grandes travées scléreuses dissociant et étouffant les fibres musculaires.
e	Endartère atteinte d'endardérite.

FIG. V. — Coupe passant par un espace porte dans le Foie d'un très vieux sénile normal sans lésions pathologiques.

c	Capillaire avec péri-capillarite.
v	Veinule.
cb	Canal biliaire avec prolifération conjonctive de sa tunique externe.
V	Veine porte.
A	Branche de l'artère hépatique.
fm	Cellules musculaires de la tunique moyenne.
h	Tissu hépatique.

Fig. VI. — Coupe de la substance corticale du rein chez le même
        vieillard.
  Tc   Tubes contournés.
  c   Capillaire.
  a   Artériole glomérulaire et sa tunique moyenne dissociée.
  cB   Capsule de Bowmann.

———

PLANCHE II

Fig. I. — Coupe transversale de l'aorte normale adulte (oc. comp. 12. 15^m/^{m} obj. E. 0,18. Zeiss).

e   Couche embryonnaire en partie desquammée.
m   Couche muqueuse.
s   Formation striée ou couche juxta-musculaire.
li   Limitante élastique interne.
le, le,   Lames élastiques de la tunique moyenne.
em, em'   Éléments musculaires sectionnés longitudinalement et transversalement.
te   Tunique adventice conjonctive montrant une artériole a et une veinule v.

Fig. II. — Coupe transversale de l'aorte d'un très vieux sénile normal. (Aorte xéreuse.) Mêmes lettres que la figure précédente; en plus,

s'   Bande claire fibrillaire dans la zone moyenne de la formation striée.
s''   Zone profonde, fibreuse, de la même couche.

Fig. III. — Coupe transversale d'une radiale adulte normale.

e   Endartère.
li   Limitante interne.
tm   Tunique moyenne.
u   Lames élastiques.
re   Lame élastique externe.
te   Tunique externe.

Fig. IV. — Coupe transversale d'une radiale sénile normale. (Radiale xéreuse.)

Mêmes lettres que la figure précédente; en plus,
ll   Lames élastiques.
le   Lame élastique externe.

Fig. V. — Coupe dans la substance corticale du rein d'un vieux chat.

TC   Tubuli contorti.
cB   Capsule de Bowmann.
a   Artériole.
v   Veinule.
te   Tunique adventice de l'artériole.

Fig. VI. — Coupe transversale d'une artère du bulbe aortique d'un
            vieux brochet.

mt   Cellules musculaires transversales.
ml   Cellules musculaires longitudinales.
tc   Tunique conjonctive.
el   Espace lymphatique.
c'c'   Capillaires entourés de fibrilles connectives.

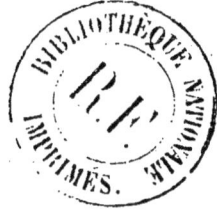

360

www.ingramcontent.com/pod-product-compliance
Lightning Source LLC
Chambersburg PA
CBHW071517200326

41519CB00019B/5970